新訂第2版

写真でわかる

助産技術
アドバンス *Advance*

妊産婦の主体性を大切にしたケア、安全で母子に優しい助産のわざ

監修

中根 直子

日本赤十字社医療センター
周産母子・小児センター 前 副センター長／前 看護副部長
公益社団法人 日本助産師会 副会長

馬目 裕子

日本赤十字社医療センター
周産母子・小児センター 副センター長／看護副部長

医学監修

宮内 彰人

日本赤十字社医療センター 副院長
周産母子・小児センター センター長

インターメディカ

はじめに

本書の変遷とねらい

初版『写真でわかる 助産技術』が出版されたのは2012年。その後、2016年にはDVDに動画を収載したアドバンス版が、2021年にはWEB動画に対応した新訂版がリリースされました。そして今回の「新訂第2版」を機に、発刊当初から関わってきた臨床メンバーが監修を引き継ぐこととなりました。

本書のコンセプト「妊産婦の主体性を大切にしたケア、安全で母子に優しい助産のわざ」を守り、妊産婦に寄り添って展開できる技術をお伝えできるように見直しをしています。

今回の改訂で新しく加えたこと

現在の周産期医療は、産科と新生児科のみならず、救急科、脳外科、精神科など、妊産婦の背景に伴って多くの専門領域との連携が日常となっています。助産技術を展開する産科に限っても、妊産婦のニーズに対応できる医療を前提に、幅広いケア提供体制が求められています。そのため、助産師の専門能力を理解して協働している医療チームのリーダーとして、宮内副院長にも医学監修に入っていただきました。

本書でご紹介するのは総合周産期母子医療センターの例ですが、基本的な助産技術はどこでも同じだと考えています。今回の改訂から、臨床で広く行われるようになった超音波断層撮影、硬膜外麻酔を使った分娩、帝王切開分娩についても内容に加えました。また、周産期医療が地域のネットワークで成立している現在、「産婦人科診療ガイドライン 産科編2023」にも準拠した内容としています。

変更していないこと

本書が発刊されて13年の間に、助産師外来や院内助産の一般化が進み、医療やケアのエビデンスが明らかになる一方で、予想を上回るスピードで少子化が進みつつあります。しかし、妊産婦一人ひとりの妊娠出産の体験が変わることはなく、そこに寄り添う助産師への期待も本質的には変わっていません。

2009年に示された「助産師のコアコンピテンシー」では、〈生命の尊重〉〈自然性の尊重〉〈智の尊重〉を中心としたケアの展開が示されています。これは、医療の枠組みの中で安全性を担保しながらも、妊産婦の主体性に軸足を置き、母子の持つ力が最大限に発揮されるような智恵あるケアを創出することを示したものです。この本が、幸せな家族のスタートを支える皆さんの助産ケアのヒントになれば幸いです。

2025年1月吉日

日本赤十字社医療センター 周産母子・小児センター 前 副センター長／前 看護副部長
公益社団法人 日本助産師会 副会長　　　中根 直子

日本赤十字社医療センター 周産母子・小児センター 副センター長／看護副部長　　　馬目 裕子

本書の初版は2012年に刊行されましたが、2021年にWEB動画に対応した新訂版が発行され、さらに4年が経過しました。この間にも分娩数は急速に減少し、コロナ禍も相まって、臨床現場での実習や研鑽は困難さを増しています。

　本書は、文章だけでは伝わりにくい「助産のわざ」を、写真や動画を通して視覚的に学習することができるテキストとして、多くの読者にご使用いただいてきました。今回の新訂第2版では、その中でご指摘いただいた不十分な点を修正・加筆しました。

　特に「助産師が行う」超音波検査や産科救急処置、硬膜外麻酔分娩、帝王切開分娩について、最近の知見に基づき、産科医師と助産師で協同執筆し、臨床現場ですぐに役に立つ内容となっています。医師と助産師が共通認識をもって、妊産婦の主体性を大切にケアを行い、安全で母子に優しい支援を実践するための一助となれば幸いです。

　本書が現在の実地臨床で不足しがちな点を補い、皆様の役に立つテキストとしてご利用いただけることを期待しております。

　末筆になりますが、多忙な日々の臨床の中で本書の執筆を担当していただいた皆様とインターメディカ編集部の方々に心よりお礼申し上げます。

2025年1月吉日

日本赤十字社医療センター
副院長／周産母子・小児センター センター長

宮内 彰人

CONTENTS

新訂第2版 **写真でわかる** **助産技術** **アドバンス** *A*
妊産婦の主体性を大切にしたケア、安全で母子に優しい助産のわざ

はじめに ——————————— 2
本書の動画の視聴方法 ——————— 8

CHAPTER 1 妊婦に対する基本的な助産技術 13

1. 妊婦に対する診察技術 …………………… 14

問診／触診法／聴診法（胎児心音聴取）／計測診／全身の触診／
内診と胎児心拍数モニタリング

動画 レオポルド触診法 ……………………… 18
超音波ドプラ診断装置による聴診 ……… 25
トラウベによる聴診 ……………………… 26
子宮底測定 ………………………………… 28
全身の触診 ………………………………… 32

2. 助産師が行う超音波検査 …………………… 40

超音波検査の活用／超音波検査の実際

動画 妊婦健診における超音波検査 …………………… 43

CHAPTER 2 分娩期の助産技術 49

1. 分娩期の環境と準備 …………………… 50

入院時の環境／陣痛中〜分娩期の環境・準備／産婦・介助者の準備

2. 分娩進行の判断 …………………………… 60

分娩の進行／胎児心拍数モニタリングによる判断／内診による判断／
超音波検査による判断

動画 分娩進行と胎児回旋 ……………………… 62
胎児心拍数モニタリング ………………… 64
内診台を使用する方法 …………………… 67
クスコ式腟鏡の使い方 …………………… 70

3. 分娩進行の観察とケア · · · · · · · · · · · · · · · 72

分娩第1期の観察のポイント／入院時の観察とケア／さまざまな体位での観察とケア

動画 ▶ 産痛緩和のケア 立位 · · · · · · · · · · · · · · · · 84
産痛緩和のケア 歩行中 · · · · · · · · · · · · · · · 86
産痛緩和のケア 座位 · · · · · · · · · · · · · · · · 89
産痛緩和のケア 膝手位(四つんばい) · · · · · · · 92
産痛緩和のケア 側臥位 · · · · · · · · · · · · · · · 95

4. 分娩体位別の介助法 · · · · · · · · · · · · · · · 98

分娩介助の前に／仰臥位での分娩介助／膝手位(四つんばい)での分娩介助／側臥位での分娩介助

動画 ▶ 仰臥位での分娩介助 · · · · · · · · · · · · · · · · 100
臍帯の切断 · 106
臍帯血採血 · 107
膝手位(四つんばい)での分娩介助 · · · · · · · · · 108
側臥位での分娩介助 · · · · · · · · · · · · · · · · · 114
分娩の実際 · 117

5. 急速遂娩の介助 · · · · · · · · · · · · · · · · · · 118

吸引分娩・鉗子分娩／急速遂娩の実施

6. 胎盤娩出から分娩後の観察まで · · · · · · · · · 122

胎盤娩出／胎盤娩出後の観察／軟産道の精査と出血への対応／分娩終了後の観察

動画 ▶ 一般的な胎盤娩出法 · · · · · · · · · · · · · · · · 124
胎盤娩出後の観察 · · · · · · · · · · · · · · · · · · · 127

7. 産科救急処置 · 134

母体急変時の初期対応／出血への対応／急変に注意すべき疾患

8. 硬膜外麻酔分娩 · · · · · · · · · · · · · · · · · · 142

硬膜外麻酔分娩の概要／硬膜外麻酔分娩の準備／硬膜外麻酔分娩の実施／合併症と対応

9. 帝王切開分娩 · · · · · · · · · · · · · · · · · · · 154

適応と要約／手術の手順と介助

CHAPTER 3 出生直後の新生児の助産技術　163

1. 出生直後の新生児の観察 ……… 164

出生直後のケア／出生直後の新生児の観察

| 動画 | 呼吸の観察 …………………… 167
心拍の聴診 …………………… 169
体温の測定 …………………… 170
全身の観察 …………………… 171
計測 ………………………… 177
感染予防 …………………… 179

2. 早期母子接触・早期授乳 ……… 180

早期母子接触の適応と準備／早期母子接触の実施

3. 新生児の蘇生法 …………… 190

分娩期からの準備／蘇生法の実施

巻末資料 ——————————— 200
索引 ——————————— 202
参考・引用文献 ——————————— 205

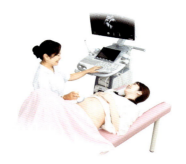

EDITORS / AUTHORS

【監修】

中根 直子　　日本赤十字社医療センター 周産母子・小児センター 前 副センター長／前 看護副部長
　　　　　　　公益社団法人 日本助産師会 副会長
馬目 裕子　　日本赤十字社医療センター 周産母子・小児センター 副センター長／看護副部長

【医学監修】

宮内 彰人　　日本赤十字社医療センター 副院長／周産母子・小児センター センター長

【執筆】（執筆順）

神谷 整子　　みづき助産院 院長、助産師（Chapter1-1）
橋本 彩子　　東京大学医学部附属病院 女性診療科・産科（Chapter1-2、2-2）
水村 友香　　日本赤十字社医療センター 周産母子・小児センター 副看護師長、助産師（Chapter1-2）
鈴木 麻衣子　日本赤十字社医療センター 周産母子・小児センター 副看護師長、助産師
　　　　　　　（Chapter2-1、2-2、2-3）
山西 雅子　　元 日本赤十字社医療センター 助産師（Chapter2-2、2-3）
田中 律子　　日本赤十字社医療センター 周産母子・小児センター 副看護師長、助産師（Chapter2-4）
内藤 聖美　　日本赤十字社医療センター 助産師（Chapter2-5、2-6）
渡邊 理子　　日本赤十字社医療センター 第二産婦人科副部長（Chapter2-7）
西山 綾子　　日本赤十字社医療センター 周産母子・小児センター 助産師（Chapter2-7）
細川 さつき　日本赤十字社医療センター 第三産婦人科副部長（Chapter2-8）
佐藤 梨菜　　日本赤十字社医療センター 周産母子・小児センター 副看護師長、助産師（Chapter2-8）
津村 志穂　　日本赤十字社医療センター 第二産婦人科（Chapter2-9）
内山 美乃里　日本赤十字社医療センター 周産母子・小児センター 副看護師長、助産師（Chapter2-9）
重松 環奈　　日本赤十字社医療センター 周産母子・小児センター 看護師長、助産師（Chapter3-1）
大野 芳江　　日本赤十字社医療センター 周産母子・小児センター 副看護師長、助産師（Chapter3-2）
須藤 寛子　　元 日本赤十字社医療センター 助産師（Chapter3-2）
渡邊 文恵　　日本赤十字社医療センター 周産母子・小児センター 副看護師長、助産師（Chapter3-3）

本書の動画の一覧と視聴方法

本書の動画は、すべてインターメディカの特設ページからご視聴いただけます。以下の手順でご視聴ください。

1. 以下URLから特設ページにアクセスし、パスワードを入力してログインします。

https://www.intermedica.co.jp/video/2874
パスワード：5pd42g

※第三者へのパスワードの提供・開示は固く禁じます。

2. 動画一覧ページに移動後、サムネールの中から見たい動画をクリックして再生します。

CHAPTER 1　妊婦に対する基本的な助産技術

1. 妊婦に対する診察技術

▶ レオポルド触診法
（4分14秒）･･････････ 18

▶ 超音波ドプラ診断装置による聴診
（1分11秒）･･････････ 25

▶ トラウベによる聴診
（44秒）･･･････････ 26

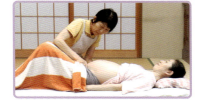 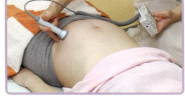 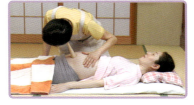

▶ 子宮底測定
（1分35秒）･･････････ 28

▶ 全身の触診
（8分27秒）･･････････ 32

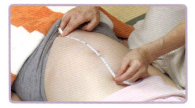 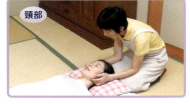

2. 助産師が行う超音波検査

▶ 妊婦健診における超音波検査
（9分29秒）･･････････ 43

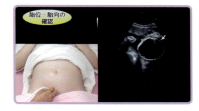

テキストの解説・写真と動画が連動することで、
「読んで」「見て」「聴いて」、徹底理解！

CHAPTER 2　分娩期の助産技術

2. 分娩進行の判断

▶ 分娩進行と胎児回旋
（2分03秒）・・・・・・・・62

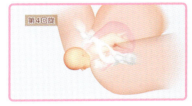

▶ 胎児心拍数モニタリング
（3分35秒）・・・・・・・・64

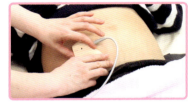

▶ 内診台を使用する方法
（3分12秒）・・・・・・・・67

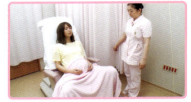

▶ クスコ式腟鏡の使い方
（1分11秒）・・・・・・・・70

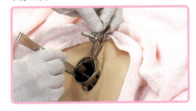

3. 分娩進行の観察とケア

▶ 産痛緩和のケア 立位
（3分05秒）・・・・・・・・84

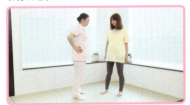

▶ 産痛緩和のケア 歩行中
（1分13秒）・・・・・・・・86

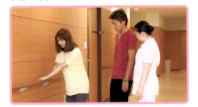

▶ 産痛緩和のケア 座位
（3分57秒）・・・・・・・・89

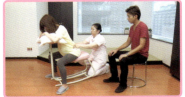

▶ 産痛緩和のケア 膝手位
（四つんばい）
（1分47秒）・・・・・・・・92

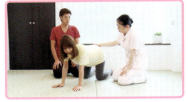

▶ 産痛緩和のケア 側臥位
（1分45秒）・・・・・・・・95

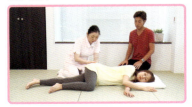

4. 分娩体位別の介助法

▶ 仰臥位での分娩介助
（3分53秒）・・・・・・・・・・100

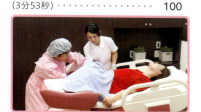

▶ 臍帯の切断
（1分03秒）・・・・・・・・・・106

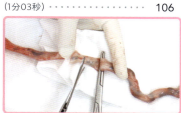

▶ 臍帯血採血
（1分36秒）・・・・・・・・・・107

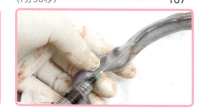

▶ 膝手位(四つんばい)での分娩介助
（2分06秒）・・・・・・・・・・108

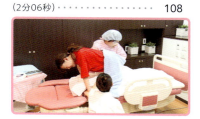

▶ 側臥位での分娩介助
（1分48秒）・・・・・・・・・・114

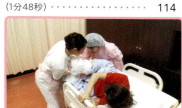

▶ 分娩の実際
（13分28秒）・・・・・・・・・・117

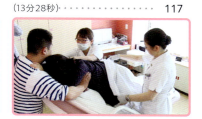

6. 胎盤娩出から分娩後の観察まで

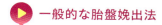

▶ 一般的な胎盤娩出法
（50秒）・・・・・・・・・・124

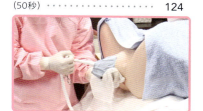

▶ 胎盤娩出後の観察
（3分58秒）・・・・・・・・・・127

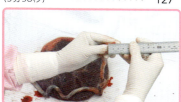

CHAPTER 3　出生直後の新生児の助産技術

1. 出生直後の新生児の観察

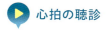

▶ 呼吸の観察
（1分12秒）・・・・・・・・・・167

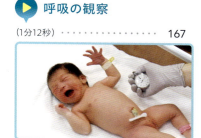

▶ 心拍の聴診
（41秒）・・・・・・・・・・169

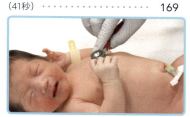

▶ 体温の測定
（30秒）・・・・・・・・・・170

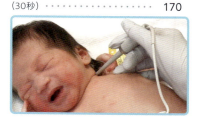

▶ 全身の観察

(4分06秒) ・・・・・・・・・・・・・・・・・ 171

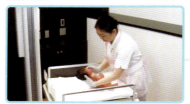

頭部・顔面・頸部の観察(1分03秒)

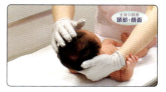

胸部・腹部・上肢の観察(1分44秒)

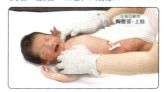

背部・殿部の観察(28秒)

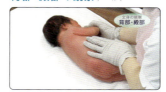

下肢・外陰部の観察(46秒)

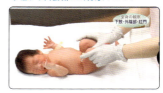

▶ 計測

(1分48秒) ・・・・・・・・・・・・・・・・・ 177

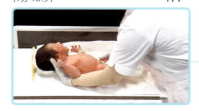

身長の計測(33秒)

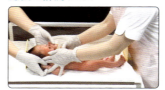

胸囲の計測(21秒)

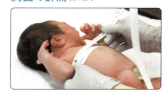

頭囲の計測(22秒)

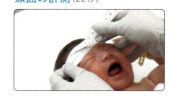

体重測定(32秒)

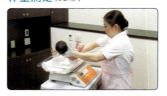

▶ 感染予防

(41秒) ・・・・・・・・・・・・・・・・・ 179

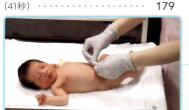

臍部の消毒(20秒)

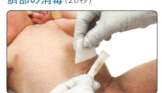

点眼(21秒)

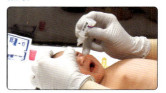

閲覧環境
◇iOS搭載のiPhone／iPadなど
◇Android OS搭載のスマートフォン／タブレット端末
◇パソコン（WindowsまたはMacintoshのいずれか）

スマートフォン、タブレット端末のご利用に際しては、Wi-Fi環境などの高速で安定した通信環境をお勧めします。インターネット通信料はお客様のご負担となります。動画のご利用状況により、パケット通信料が高額になる場合があります。パケット通信料につきましては、弊社では責任を負いかねますので、予めご了承ください。
動画配信システムのメンテナンス等により、まれに正常にご視聴いただけない場合があります。その場合は、時間を変えてお試しください。また、インターネット通信が安定しない環境でも、動画が停止したり、乱れたりする場合がありますので、その場合は場所を変えてお試しください。
動画視聴期限は、最終版の発行日から5年間を予定しています。なお、予期しない事情等により、視聴期間内でも配信を停止する場合がありますが、ご了承ください。

QRコードは、（株）デンソーウェーブの登録商標です。

CHAPTER 1
妊婦に対する基本的な助産技術

1. 妊婦に対する診察技術
2. 助産師が行う超音波検査

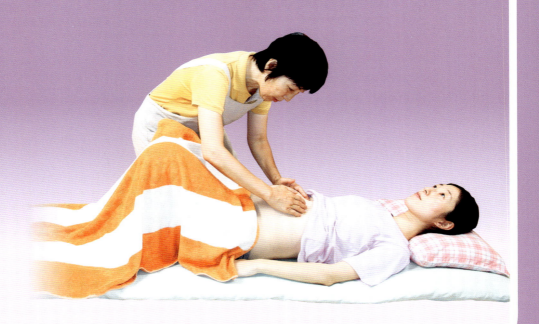

CHAPTER 1
妊婦に対する基本的な助産技術

1. 妊婦に対する診察技術

女性の体内に宿った生命が、胎外生活が可能な状態に成長・発育するには、10か月の期間を要する。妊娠により胎児が胎内で発育してくると、母体にもそれに応じて様々な変化が生じてくる。

妊娠に伴うマイナートラブルに対応しつつ、妊娠期間中の生活を快適に過ごすためには、定期的な妊婦健診は、欠かすことができない。妊婦や胎児の異常を早期に発見するとともに、母児ともに健全な分娩へと導く土台作りとなる。

なお、本項では、助産院での診察を例に見ていく。

妊婦健診の間隔

- ◆ 初診〜妊娠11週 ⇨ おおむね3回程度
- ◆ 妊娠12週〜妊娠23週 ⇨ 4週間に1回
- ◆ 妊娠24週〜妊娠35週 ⇨ 2週間に1回
- ◆ 妊娠36週〜妊娠40週 ⇨ 1週間に1回
- ◆ 妊娠41週〜出産 ⇨ 1週間に2回以上

診察技術

1　問診
個人的背景／身体的背景／日常生活背景／バースプランなど

外診

2　触診法
レオポルド触診法／ザイツ法／ガウス頤部触診法

3　聴診法
胎児心音聴取

4　計測診
腹囲測定／子宮底測定（長さ・高さ）／骨盤外計測

5　全身の触診
足の裏から頭部まで、マッサージの技法を取り入れた全身の触診

6　内診
妊娠初期／妊娠中期〜後期／妊娠37週以降

7　胎児心拍数モニタリング
妊娠36週頃〜（手技はChapter2-2を参照）

問診

妊婦に対する問診は、面接を通して、妊娠が順調に経過しているかどうかのアセスメントに必要な情報を得る診察技法である。
また、妊婦自身が自らを振り返り、生活を見直すきっかけ作りをするという、ケアとしての側面もある。

問診の流れ

1 妊婦が入室する時から、顔色・表情、姿勢・歩行動作、全身のバランス、着衣の状況などを観察する。同時に、挨拶を交わして問診のできる場作りを行う。

> **POINT**
> ### 入室時の観察ポイント
> ☐ 顔色・表情。
> ☐ 姿勢・歩行動作、全身のバランス。
> ☐ 着衣や身繕いの状況。
> など

2 妊婦に着席を勧める。妊婦がリラックスして問診にのぞめるよう、姿勢や荷物の置き場、環境（室温・換気・採光・騒音）などに配慮する。自己紹介を行い、妊婦の名前を確認する。

- 自己紹介を行い、妊婦の名前を確認する。
- 妊婦がリラックスできるよう配慮する。

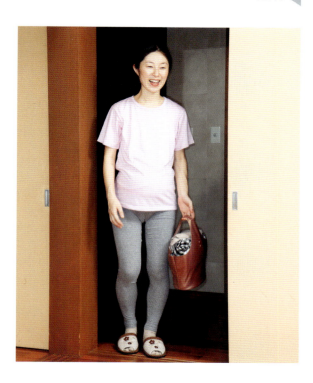

> **POINT**
> ### 問診のポイント
> ☐ 系統的に質問をすることで、妊婦の全体像を把握する。
> ☐ 妊娠期間中の診断・ケアの目安となるため、ていねいに話を聴く。
> ☐ 初診時には、より詳細に問診を行う。

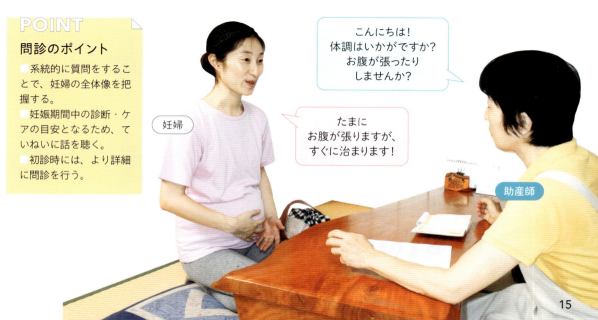

助産師：こんにちは！体調はいかがですか？お腹が張ったりしませんか？
妊婦：たまにお腹が張りますが、すぐに治まります！

CHAPTER 1　妊婦に対する基本的な助産技術　1. 妊婦に対する診察技術

問診で確認する事項

個人的背景		
	氏名	正しい文字（戸籍文字）、読み方を確認し、記載する。
	生年月日・年齢	必要があれば、和暦と西暦を併記する。
	住所・電話番号	現住所とともに交通手段も確認し、連絡がとれる電話番号を記載する。里帰り分娩の場合は、実家の住所、連絡者の氏名・電話番号も記載する。
	職業	職種・業務形態、就労状況、通勤手段などを聴取する。 配偶者にも同様に聴取し、サポート意識を確認する。
	家族歴	妊婦の両親・兄弟姉妹の年齢や健康状態を聴取する。家系図を活用する。特に高血圧や糖尿病などの遺伝性疾患がある場合には、ハイリスクの予測や生活習慣病予防に役立つ。 実母・姉妹の出産歴は、妊婦本人の妊娠・出産・産褥に役立つ情報となる。
	配偶者	氏名・生年月日・年齢・既往歴・身長・血液型、遺伝性疾患の有無、出身地、両親や兄弟姉妹の健康状態を聴取する。
	信仰	確認を忘れがちであるが、信仰は妊婦本人を理解するうえで欠かせない事項である。

身体的背景		
	非妊時の体重	妊娠中の体重増加の適正を考える指標となる。
	身長	経腟分娩を行うには、150cm以下の低身長は要注意である。配偶者との身長差が25cm以上ある場合は、経腟分娩可否のリスク因子となる。骨盤の大きさとの兼ね合いもある。
	月経歴	初潮年齢・月経周期・持続日数・経血量、月経障害の有無について聴取する。障害がある場合は症状と程度、治療の有無、治療内容について聴取する。
	既往歴	特に、婦人科疾患・手術歴は欠かさず聴取し、輸血歴の有無も確認する。また、食事や薬物に対するアレルギーの有無も聴取する。
	現病歴	疾患名・症状の程度、治療内容を聴取する。
	既往妊娠・分娩（産褥）歴	流産・死産も含め、経年的に聴取する。分娩様式、分娩時の処置、分娩所要時間・出血量、新生児の性別、出生時体重、出生時の状態を確認する。
	今回の妊娠経過	現在までの受診状況、血液検査、感染症検査、出産予定日を聴取し、今後の経過の大まかな予測を立てるための情報とする。

日常生活背景	食生活	特に仕事をしている妊婦の食生活は不規則になりがちであるため、摂取状況を聴取する。嗜好品、食品の好き嫌いも確認する。
	生活習慣	職業（配偶者も）によっては、昼夜逆転の生活になることもある。睡眠・休息状況・運動習慣について聴取する。 飲酒・喫煙の有無も尋ねておく。
	運動習慣	散歩・ヨガ・水泳など、日常生活に取り入れている運動を聴取する。
	住居の種類と居住環境	一戸建てか、集合住宅か、何階に住むのか、交通、買い物、公共施設の利便性なども把握する。
バースプラン	妊婦自身の言葉で	今回の妊娠・出産に対して考えていること、希望していることを尋ねる。これを自分の言葉で文章にしてもらい、カルテに添付する。
	相互に確認	バースプランをもとに、助産師が出産のイメージを伝えながら、必要なことを相互に確認しておく。
	変更可能	バースプランは、いつでも変更可能であることを伝えておく。

例えば…
- 夫に立ち会ってもらう。
- 自由な姿勢で産みたい。
- 産まれたら、赤ちゃんにすぐにおっぱいを飲ませたい。
なお

CHAPTER 1

妊婦に対する基本的な助産技術

1. 妊婦に対する診察技術

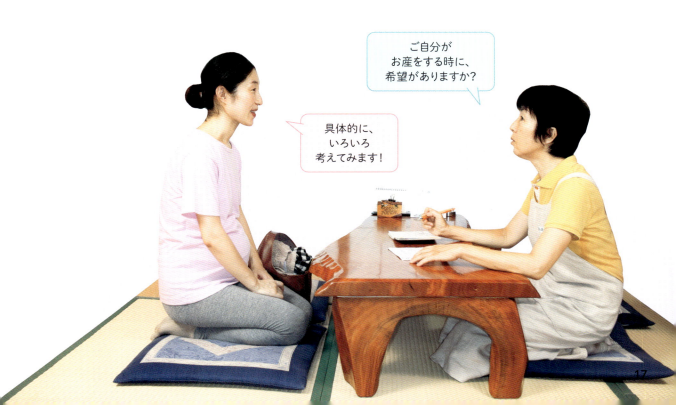

ご自分がお産をする時に、希望がありますか？

具体的に、いろいろ考えてみます！

触診法

触診法は、主に胎児の胎位・胎向、大きさ、骨盤内への進入状況などを把握するために行う。妊婦と会話を交わしたり、環境を整えるなど、リラックスした状態を作ることが大切である。

触診時の注意事項

- 妊婦が排尿をすませていることを確認する。
- 妊婦がリラックスして腹部の力を抜いていると、胎児の小部分（四肢）などがよくわかる。声をかけたり会話を交わしたりして、リラックスできるような環境を作る。
- 妊婦の膝は曲げた状態で行う。
- 助産師は温かい手で妊婦に触れる。
- 不必要な露出を避けるため、下肢にバスタオルなどをかける。

レオポルド触診法

〈 準備 〉
妊婦の体位を整え、掛け物をかける。助産師は、妊婦の右側の腰部に対面して位置する。

動画：レオポルド触診法　実際の触診を見る！

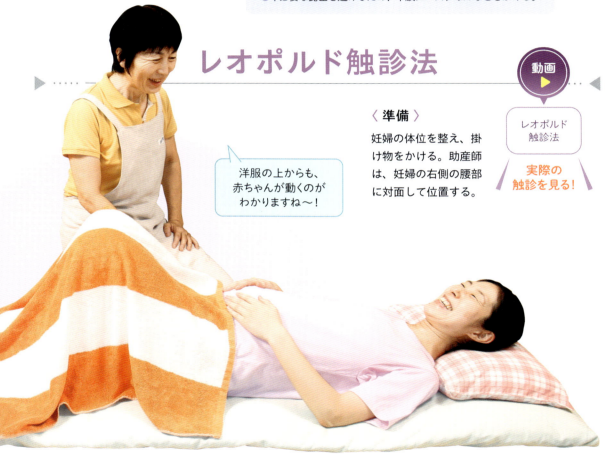

「洋服の上からも、赤ちゃんが動くのがわかりますね〜！」

目的

1. 胎児の胎位・胎向、大きさ、骨盤内への進入状況などを把握する。
2. 腹部の柔らかさ、刺激により子宮収縮が起きやすいか否か、羊水量の推測を行う。

＊腹壁上から胎児部分を判別できるのは、妊娠25週頃からである。

POINT
診察は、腹部の張りがとれてから

- 診察は、腹部の張りがとれてから開始する。
- 助産師が腹部に触って確かめたり、妊婦自身に触れてもらう。

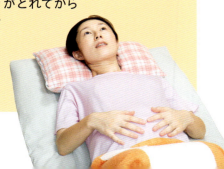

1 レオポルドの手技〈第1段〉

助産師は手指を軽く屈曲させ、子宮底を優しく包み込むようにして両手を置く。子宮底の高さ・形、胎児部分の種類を触診する。

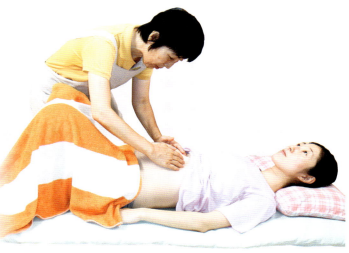

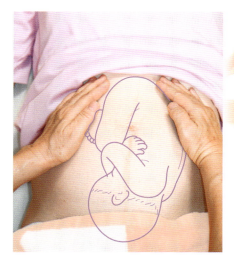

> **POINT**
> **第1段の触診のポイント**
> ■ 頭位の場合には、子宮底に柔らかく凹凸のある球状の塊（殿部）が触れる。
> ■ 骨盤位の場合には、子宮底に硬い球状の塊（頭部）が触れる。
> ■ 週数が早いと、殿部・頭部の区別がつきにくい場合もある。

2 レオポルドの手技〈第2段〉

子宮底に当てた両手を子宮壁に沿って下方に移動させ、手掌全体で子宮体両側面を触診し、交互に子宮体を圧迫する。

⬇

子宮の形・大きさ、子宮壁の厚さ、子宮の緊張度、胎向（児背・小部分〈四肢〉の向き）、胎動、羊水量などを触診する。

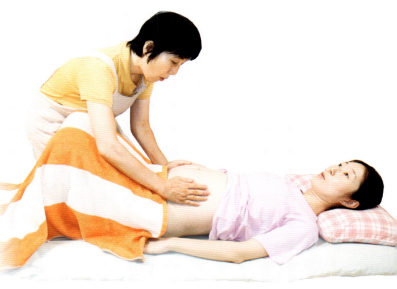

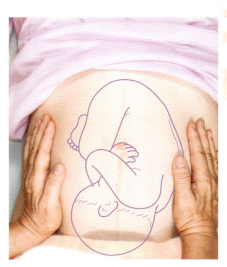

> **POINT**
> **第2段の触診のポイント**
> ■ 第1胎向は、母体の左側に長い板状の児背が触れる。
> ■ 第2胎向は、母体の右側に長い板状の児背が触れる。
> ■ 児背が触れにくく、小部分が触れる場合は第2分類のことが多い。

> 図は第1胎向・頭位。（分類はp.24参照）

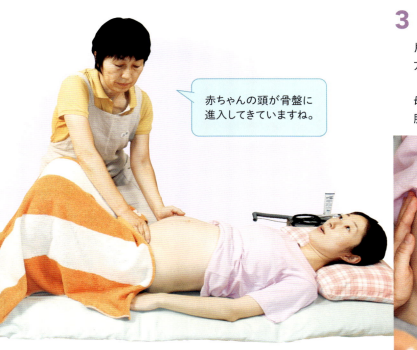

赤ちゃんの頭が骨盤に進入してきていますね。

3 レオポルドの手技〈第3段〉

片手を恥骨結合上に移動する。もう一方の手は子宮側壁に添える。

⬇

母指と他の4指で、恥骨結合上にある胎児下降部をはさむようにする。

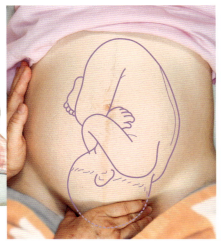

4 レオポルドの手技〈第4段〉

助産師は、妊婦の足元のほうに体を向けて位置する。

両手の指をそろえ、恥骨結合上縁に沿うように置く。

⬇

鼠径靭帯に平行して両手を進め、胎児下降部と恥骨の間に指先を挿入し、下降部をとらえる。胎児の下降度と骨盤内進入状況を触診する。

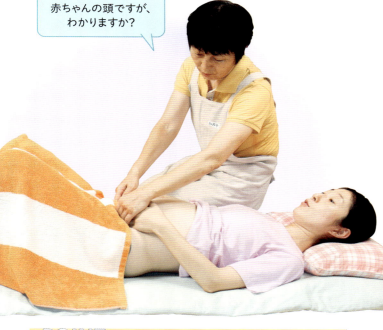

この硬い部分が赤ちゃんの頭ですが、わかりますか？

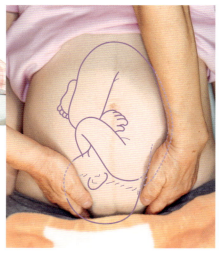

POINT
第4段の触診のポイント
■ 頭位の場合、頭部が触れる時は、児頭は浮動している（floating）。児頭の一部しか触れず、頤部が主に触れるようになると児頭は固定している。

20

骨盤位の予防とケア

妊娠30週前後で胎位を確認し、頭位と判断した時点から日常生活にスクワット運動を取り入れるとよい。児頭が骨盤内に進入し、骨盤位になりにくくなる。ただし、腹部の緊張が強い場合は、行わない。

レオポルドの手技第4段で児頭（もしくは殿部）の確認ができたら、妊婦に触診を促し、胎動部位と併せて、頭位・骨盤位の違いを感じてもらう。妊婦が自己管理を行うことで、早めのケアにつなげることができる。

超音波検査で確認後、骨盤位が判明した場合には、骨盤高位を行うと治ることがある。また、補完療法としてツボ療法も試みる価値がある。

スクワット

スクワットは肩幅ぐらいに足を開いて立ち、つま先と平行に両膝を曲げる運動。頭位が判明した時点で行うと、児頭が骨盤内に進入し、骨盤位の予防に役立つ。

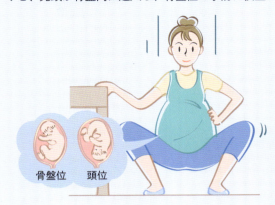

骨盤位　頭位

骨盤高位

仰臥位で、両膝を肩幅に開いて立てる。腰を挙上し、布団などで支えて10分間ほど経過した後、児背と反対側に側臥位になり、そのまま一晩寝ると、骨盤位が治ることがある。

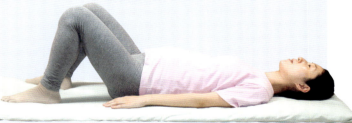

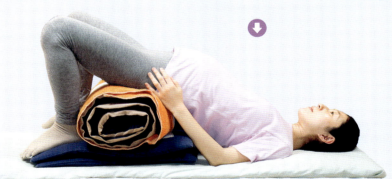

ツボ療法

三陰交（さんいんこう）、至陰（しいん）といったツボの刺激も、骨盤位のケアとして試みる価値がある。

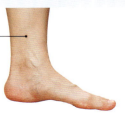

三陰交 — 内果の最も高い部分から4横指上、脛骨の脇。

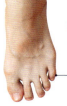

至陰 — 小趾の爪の外側。

ザイツ法

妊娠36週以降の初産婦は通常、児頭が骨盤内に嵌入（固定）している。
レオポルドの手技第４段を行って嵌入（固定）していないと判断される場合は、ザイツ法を実施して、児頭と骨盤の適合状況を判断する。

目的

妊娠36週以降、児頭が骨盤内に嵌入（固定）していない場合、児頭・骨盤の適合状況を判断する。

POINT

注意事項
下記の状態がある場合は、より慎重に診察をする。
- 初産婦で妊娠36週以降、児頭が浮動の場合
- 妊婦の身長が150cm以下の場合
- 子宮底が36cm以上で、巨大児が疑われる場合

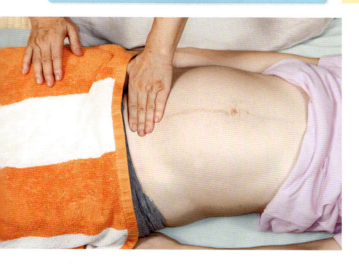

1 妊婦は排尿をすませ、仰臥位をとる。

2 助産師は妊婦の傍らに位置する。

3 〈 仰臥位で膝を曲げて行う場合 〉

４指をそろえて、児頭に置く。児頭が恥骨より高いか、低いか、同じ高さかを判断する。

〈 仰臥位で膝を伸ばして行う場合 〉

４指をそろえて、恥骨結合上の児頭に置く。少し力を入れて４指を押し、児頭が下がるかどうかをみる。

ザイツ法の評価

ザイツ（−）
恥骨結合より児頭前面が低い、または児頭前面が恥骨結合より下がる場合は、良好に通過する。

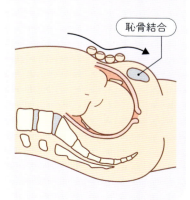

ザイツ（±）
恥骨結合と児頭前面が同じ高さにある。陣痛の強さや児頭の骨盤腔への進入角度により通過が可能である。

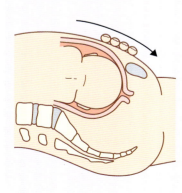

ザイツ（＋）
恥骨結合より児頭前面が高い、または児頭前面が恥骨結合より下がらない場合は、児頭骨盤不均衡（CPD）の可能性が高い。

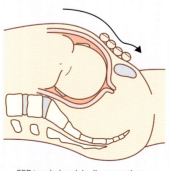

CPD：cephalopelvic disproportion

ガウス頤部触診法

胎児の頤部を触れることにより、その高さ、位置を確認し、児頭下降度を判断する。

頤部の高さから、骨盤内における児頭の位置を推定する診察法である。

目的

児頭下降度を判断する。

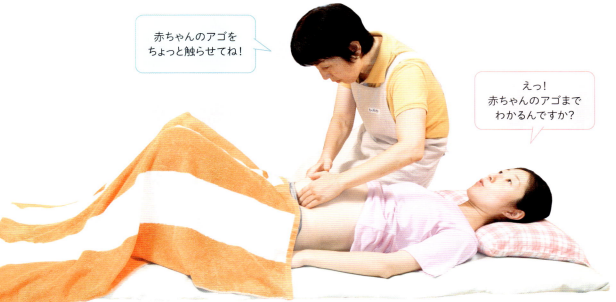

1. 両手を当てた腹壁を柔らかに保ちつつ、児頭に沿って上方になで上げていく。

2. すると、一方の手指は比較的なだらかな曲線で、後頭から児背に移行する彎曲した窪みを触れる。

3. その反対側に、後頭結節より鋭角な頤部を触れたら、その高さ、位置を調べる。頤部の高さと骨盤内における先進部、および児頭最大横径面の高さとの関係から児頭下降度を判断する。

頤部の高さと児頭の下降状態

頤部の高さ （恥骨結合上縁から）	児頭先進端の位置 （坐骨棘を結ぶ線から）	児頭最大横径面 （骨盤腔の高さ）
4横指径	−3（3cm上）	入口面
3横指径	−1.5（1.5cm上）	闊部上腔
2横指径	±0（坐骨棘線上）	闊部平面
1横指径	+1（1cm下）	闊部下腔
0	+2（2cm下）	峡部

平澤美惠子：分娩期に用いられる基礎助産技術．p128（青木康子ほか編．助産学大系 第7巻 助産診断・技術学Ⅰ 第3版．日本看護協会出版会，2003）より

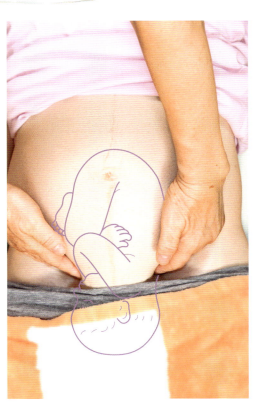

聴診法（胎児心音聴取）

胎児心音の聴取により、胎児の健康状態を確認し、異常の早期発見を行う。
仰臥位をとり、レオポルド触診法で胎位・胎向を確認し、最良の胎児心音聴取部位において聴診する。

胎児心音の聴取部位

目的
1. 胎児心音を聴取し、胎児の健康状態を確認する。
2. 胎児心音の異常を早期に発見する。

POINT
良好な聴取部位
- 胎児心音の良好な聴取部位は児背、児左胸郭、またはそれに近い部位に子宮壁が最も接近している領域。正常屈曲胎勢では、児背肩甲部である。
- 妊娠20週頃は、正中線上の恥骨結合直上部で聴取されることが多い。
- 妊娠後期になるにつれ、胎位・胎向・胎勢によりほぼ一定してくるため、聴取部位により位置診断の補助的手段となる。

第2骨盤位
- 背前位
- 背後位

第1骨盤位
- 背前位
- 背後位

第2頭位
- 背後位
- 背前位

第1頭位
- 背後位
- 背前位

骨盤位

第2胎向 / 第2骨盤位
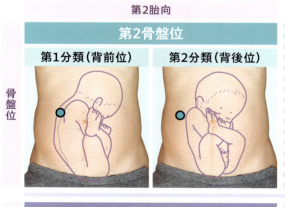
第1分類（背前位）　第2分類（背後位）

第1胎向 / 第1骨盤位
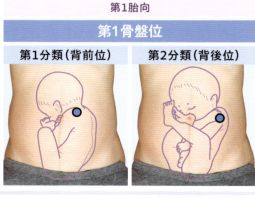
第1分類（背前位）　第2分類（背後位）

頭位

第2頭位
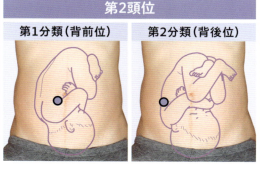
第1分類（背前位）　第2分類（背後位）

第1頭位
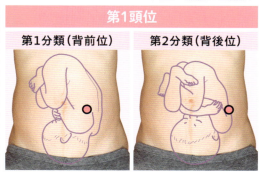
第1分類（背前位）　第2分類（背後位）

超音波ドプラ診断装置による聴診

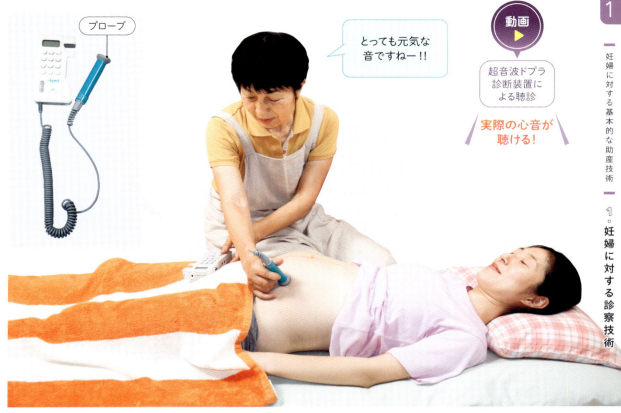

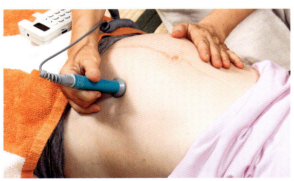

1 プローブにゼリーを塗布し、最良の胎児心音聴取部位に当て、スイッチを入れる。

2 プローブを当てる部位や方向を変えながら、胎児心音が明確に確認できる角度を探す。

3 臍帯音・胎盤血流音・母体大動脈音・胎動音などを判別し、雑音が入る場合は聴取部位を変える。

4 胎児心拍数が正常より少ない場合は、母体の脈拍をとりながら、母体音との鑑別をする。

5 約1分間、心拍数を数え、リズムを確認する。徐脈・不整脈などがあれば、分娩監視装置での連続記録に切り替えて観察する。

6 妊婦に胎児の様子を伝える。妊婦の腹部についたゼリーを拭き取る。

7 プローブについたゼリーを拭き取り、清潔にする。

胎児心拍数

◇ 通常　110〜160回/分
◇ 平均　140回/分前後

POINT
胎児心音の観察
- 心拍数（徐脈・頻脈）、性質（強弱）、リズム（整・不整）を注意深く聴取する。
- 胎児心音は胎動・母体発熱により増加し、子宮収縮・児頭圧迫により減少する。

トラウベによる聴診

現在は、超音波ドプラ装置を用いるのが通常であるが、妊娠20週前後からは、トラウベでも聴診できる。

助産師はトラウベを把持せず、腹部からの心音を直接、耳で聴診する。

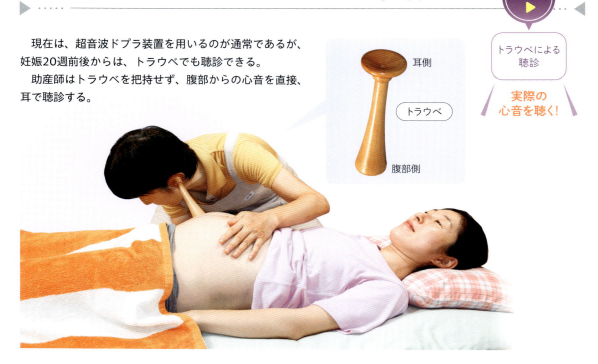

動画：トラウベによる聴診　実際の心音を聴く！

COLUMN

助産所と医療機関での妊婦健康診査の違い

妊婦健康診査（妊婦健診）として

妊婦健診は、母子保健法13条で居住する市町村の所掌とされている。現在、助産所でも医療機関でも同様に費用が補助され、どの施設も問診と診察によって健康状態の確認と保健指導を行っている。助産所で出産を希望する妊婦は、医学的検査である血液検査、子宮頸がん検診等を行うために妊娠中に数回は嘱託医療機関を受診し、正常な経過であることを確認するが、子宮底長、腹囲、血圧、浮腫、尿（糖および蛋白）、体重の確認はあらゆる施設で共通の診察項目である。

このため、本書Chapter1-1では助産師が妊婦健診を実施するとき共通である項目に焦点を当てた。

診療体制として

一般的には、妊婦が出産を希望する施設を選択し、そこで妊婦健診を受けることとなる。病院や診療所では妊娠出産にリスクのある妊産婦も対象となるため、ときには他科とも協働した治療や経過管理が求められる。施設規模の大きいところでは診察する医療者が複数になり、受付や会計等の待ち時間など、診療以外の要素も妊婦の負担になることがある。

一方で、助産所は小規模なため診察する助産師が限られ、妊婦健診の受診にかける時間も比較的ゆったりとれることが多いが、異常を認めた場合には適切な医療連携を求められる。しかし、どこで出産する妊婦に対しても、妊婦健診をきっかけとして妊娠中から産後まで質の高い継続的なケアを提供することが助産師にとって共通の課題である。

計測診

腹囲や子宮底の長さ・高さを測定することで、
胎児の成長、羊水量の変化を推定する。
また、骨盤外計測により、骨盤内腔の広さを推定する。

腹囲測定

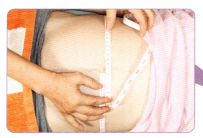
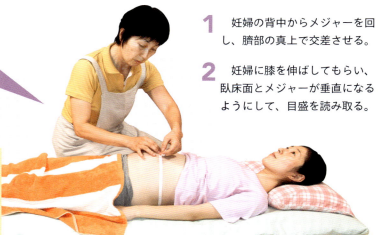

1. 妊婦の背中からメジャーを回し、臍部の真上で交差させる。
2. 妊婦に膝を伸ばしてもらい、臥床面とメジャーが垂直になるようにして、目盛を読み取る。

- 腹囲の測定は、下腹部の最大周囲を計測する方法、臍部を基点とした腹部周囲を計測する方法がある。後者で計測する場合が多い。
- 腹囲が1mを超えた場合、羊水過多症や肥満を疑う。

助産師の関わりとして

妊娠出産は、女性にとって重大なライフイベントであると同時に、非常にプライベートな出来事でもある。女性が母になり、家族を築いていく経過に寄り添い、切れ目なく子育てまで見守ることは2023年に創設されたこども家庭庁が目指すところであり、あらゆる助産師にとって今後ますます重要な役割になるであろう。

令和2年度（2020）の日本看護協会の報告では、助産師外来の開設率は54.6%であり、院内助産制度を設ける医療施設も増えている*。妊婦健診は異常がないことを確認するだけでなく、現在の生活状況を女性が認識し、健康になる自らの力に気づくチャンスでもある。助産所での妊婦健診がきめ細かで、ときにはケアも包含されているのは、異常の予防から一歩進んで積極的に健康な生活を送れることを目指しているからである。アドバイスを受け、それを自分で選択し、生活を整えるというプロセスを女性が妊娠中に経験することは、出産後の子育てに向けたエンパワーメントへもつながっていく。助産師が確実な診察技術を習得し、観察能力を磨くことは、すべて妊産婦へ還元されることになると自覚したいものである。

（日本赤十字社医療センター　中根直子）

*令和2年度 厚生労働省 看護職員確保対策特別事業「母子のための地域包括ケアシステム推進に向けた院内助産・助産師外来の促進に関する調査事業」報告書．日本看護協会：
https://www.nurse.or.jp/nursing/home/publication/pdf/report/2021/midwife_communitygeneral2020.pdf

子宮底測定

子宮底測定には、子宮底までの長さを測る方法、子宮底の高さを測る方法がある。いずれも子宮の大きさを測定し、胎児の成長、羊水量の変化を推定する診察法である。

実際の測定を見る！

子宮底の長さ

子宮底の測定には、子宮底部最高点を計測する「安藤の方法」、子宮体前壁が腹壁に接する最高点を計測する「今井の方法」がある。「安藤の方法」が一般的である。

安藤の方法

1. 妊婦の両膝を伸ばす。
2. 触診で子宮底の位置を確認する。
3. 恥骨結合上縁を確認する。
4. 妊婦が膝を伸ばした状態で、メジャーの目盛「0」を恥骨結合上縁中央に置き、子宮底部最高点までを計測する。

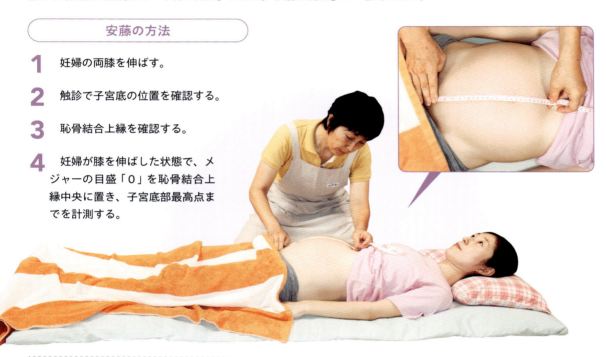

今井の方法
- 妊婦の両膝を曲げ、恥骨結合上縁中央から子宮体前壁が腹壁に接する最高点までの距離を正中線上で計測する。
- 「安藤の方法」より約1か月、数値が小さく現れる。

POINT
子宮底長の異常
- 妊娠28週以降の子宮底長の伸びが少ない場合は、胎児発育不全（FGR：fetal growth restriction）を、伸びが多い場合は巨大児を視野に入れる。
- 食事摂取量・摂取時間、休養、睡眠、不安など、生活環境との関連を聴取し、健診間隔をあけ過ぎずに経過をみる。

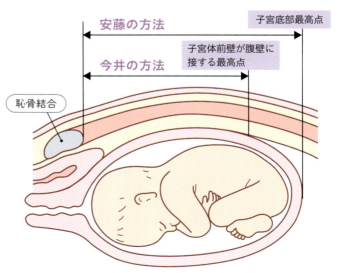

子宮底の高さ

恥骨結合上縁、臍部、剣状突起を指標として、子宮底の伸びを高さで表す方法である。

1 妊婦の両膝を曲げる。

2 触診で、子宮底の高さを確認する。

POINT
膝を曲げて計測
■子宮底の高さをみる場合は、膝を曲げて計測する。

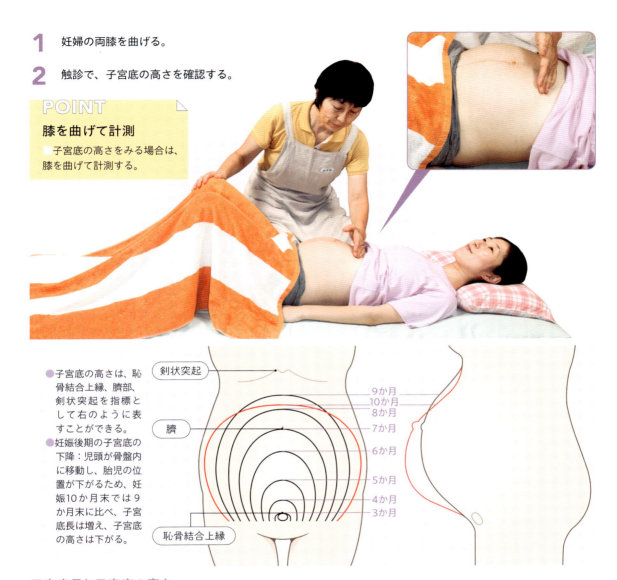

- 子宮底の高さは、恥骨結合上縁、臍部、剣状突起を指標として右のように表すことができる。
- 妊娠後期の子宮底の下降：児頭が骨盤内に移動し、胎児の位置が下がるため、妊娠10か月末では9か月末に比べ、子宮底長は増え、子宮底の高さは下がる。

子宮底長と子宮底の高さ

妊娠月数	妊娠週数	恥骨結合上縁中央から子宮底までの長さ	子宮底長の概算法	子宮底の高さ
4か月	妊娠15週	12cm	妊娠月数×3cm	恥骨結合と臍との中央
5か月	妊娠19週	15 cm		臍下2〜3横指
6か月	妊娠23週	18〜21 cm		臍高
7か月	妊娠27週	21〜24cm	妊娠月数×3 +3cm	臍上2〜3横指
8か月	妊娠31週	24〜27cm		臍と剣状突起のほぼ中央
9か月	妊娠35週	27〜30cm		剣状突起下2〜3横指
10か月	妊娠39週	30〜33cm		臍と剣状突起の中央やや上部

骨盤外計測

目的
1. 骨盤内腔の広さを推定する。
2. 骨盤X線写真による測定値と比較すると正確さに欠けるため、児頭骨盤不均衡（CPD）のスクリーニングとして行う。

1 妊婦に腰部を露出し膝立ちになってもらう。両膝は正中線に平行になるようにする。計測時の体位は直立位が最良だが、仰臥位および側臥位でも行う。

2 助産師は骨盤計の両端を示指・母指で、ペンを持つように把持する。中指の先端で所定部位を触知し、そこに骨盤計の端を固定して目盛を読む。

骨盤計測部位（1）

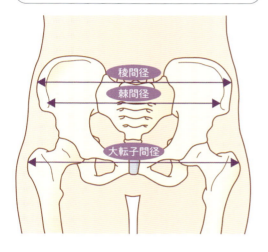

骨盤計（マルチン型）

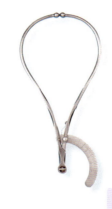
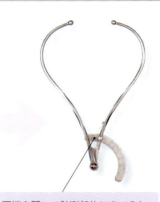

両端を開いて計測部位に当てると、計測値が目盛に示される

棘間径（上前腸骨棘間距離）
左右の上前腸骨棘の外側間の距離で、平均23cm。

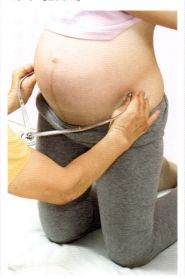

稜間径（腸骨稜外縁間距離）
左右の腸骨稜外縁間の最大距離で、平均26cm。

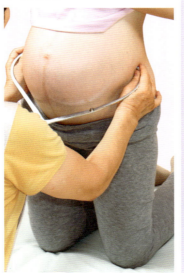

大転子間径（大転子間距離）
左右の大転子間の最大距離で、平均28cm。

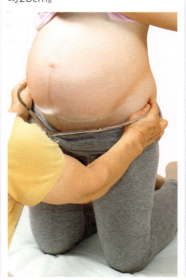

骨盤計測部位（2）

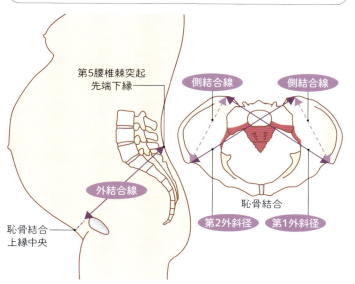

外結合線

第5腰椎棘突起先端下縁と恥骨結合上縁中央との最短距離で、平均19cm。

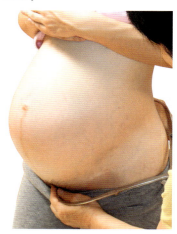

POINT
第5腰椎棘突起を見出す方法
- ミハエリス菱形窩の上角が第5腰椎棘突起に相当する。
- ヤコビー線と脊柱の交点が第4腰椎棘突起にあたり、その下の突起が第5腰椎棘突起である。
- 腰椎棘突起を上方から下方へ触れていくと、正中仙骨稜上縁との間に陥凹に触れる。その少し上の最も隆起しているのが第5腰椎棘突起である。

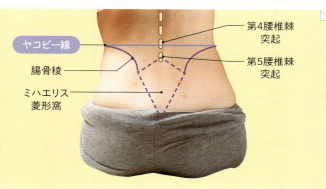

外斜径

一側の上後腸骨棘から他側の上前腸骨棘との間の距離で、平均21cm。

右後→左前＝第1（右）外斜径／左後→右前＝第2（左）外斜径

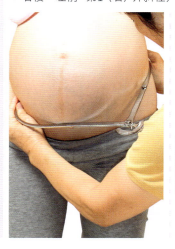
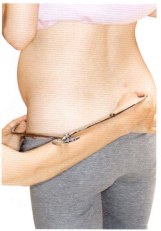

側結合線

一側の上前腸骨棘から同側の上後腸骨棘までの距離で、平均15cm。

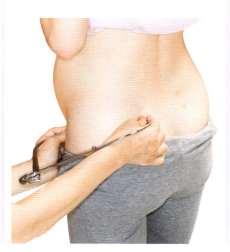

全身の触診

全身の触診は、一通りの計測診を終えた後、仰臥位で行う。
妊婦に全身の力を抜いてもらい、創傷の有無を確認してから開始する。

目的

① マッサージの技法を取り入れながら全身に触れることで、各部の凝りの有無を確認し、日常生活の見直しを行い、改善への気づきとする。日常生活を改善することで、スムーズな出産を行える身体づくりにつなげる。
② 触れ合う中で質問もしやすくなり、助産師と妊婦のコミュニケーションを深める。

下肢

動画

全身の触診

触診・マッサージ、コミュニケーションの実際を見る！

1 〈 足の裏全体を大まかに指圧する 〉

足に触れ、冷えの有無を確認。冷たい時は下着・靴下の重ね履き、足浴・半身浴などを状況に応じて勧める。
凝り・痛みがある時は、疲れ・仕事量・ストレスなどを確認する。

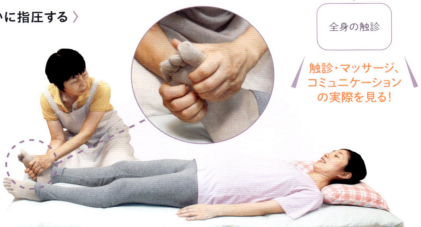

2 〈 足首の内回転・外回転を行う 〉

足首の柔軟性を確認。
硬い場合は、腹部緊張、体調をみて、30分程度の散歩、時々のスクワット、足首回しなどの運動を勧める。

3 〈 下肢後面の触診・マッサージ 〉

足首を固定し、軽く牽引しながら、足首から殿部に向かって行う。
膝の裏に凝り、痛みがある場合は、腰痛との関連を聞き、妊娠後期の姿勢や立ち居振る舞い、冷えを改善する。

● 力を抜いて足を預けることで、リラックスの練習になる。

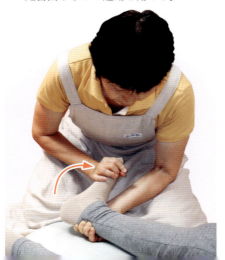
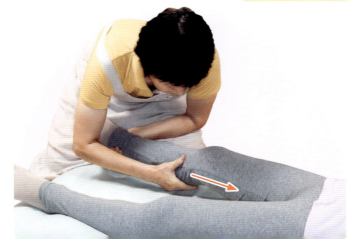

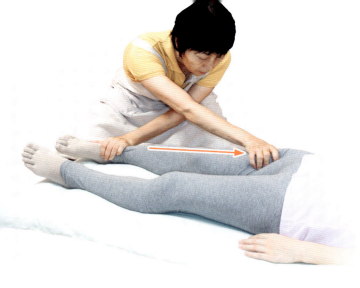

4 〈 下肢内側・外側の触診・マッサージ 〉

普段、意識することが少ない部位であるため、入浴後の開脚など軽いストレッチを提案し、体の変化を日頃から意識・管理するきっかけを作る。

● 片方の下肢で1→4を行ったら、もう片方の下肢で同じことを行う。

| 内側 | 足首を外側に固定、下肢内側を足首→鼠径部に向かってマッサージ |
| 外側 | 足首を内側に固定、下肢外側を足首→殿部に向かってマッサージ |

上肢

1 〈 手掌の指圧 〉

温冷・乾湿などを確認する。足は冷たくても、手は温かい人が多い。冷たい場合は、日常生活を確認し、冷えの解消につながる提案をする。

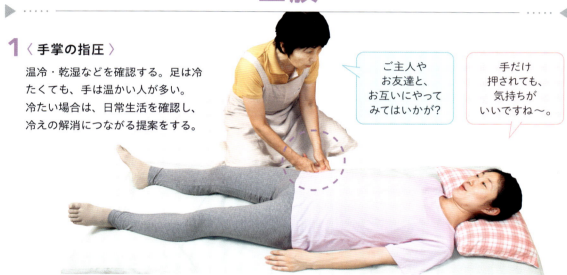

ご主人やお友達と、お互いにやってみてはいかが？

手だけ押されても、気持ちがいいですね〜。

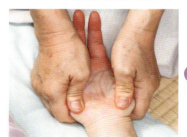

①手掌全体を母指で指圧する。

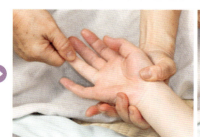

②片手で手首を把持し、もう片方の手で指先を指圧し、引き抜く。

冷えを解消する工夫

- 冷たいものを飲食しない。
- 自分の土地で採れたものを食べる（身土不二）。
- 季節のものを食べる。
- シャワーではなく、浴槽につかる。
- スカートではなく、ズボンをはく。
- 靴下を履く（頭寒足熱）。
- 下着は綿製品を選ぶ。
- 家事をこまめに行って、体を動かす。

2 〈 上肢内側の触診・マッサージ 〉

手首を軽く牽引しながら固定し、手首→肩まで行う。

● 片方の上肢に**1**、**2**を行ったら、もう片方の上肢に同じことを行う。

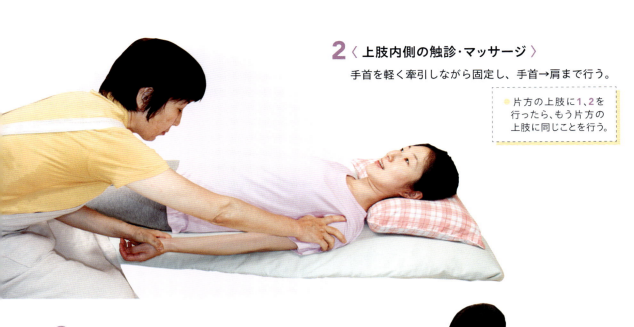

3 〈 両肩の押し開き 〉

両手掌を妊婦の両肩に置き、術者の体重を軽くかけながら、ゆっくりと妊婦の両肩を床に付ける。

● 胸を開くことで、換気が促進され、貧血の改善などにもつながる。

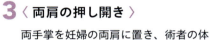

息をゆっくり吐いてくださいね〜。

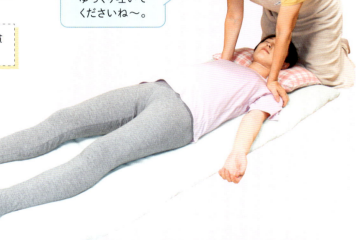

両下肢開脚の左右差を観察

妊婦の頭部上方の正中に位置した際に、両下肢開脚の左右差も観察する。
● 左右差は骨盤のゆがみを反映している。
● 開きの少ないほうの下肢は、入浴後などを利用して、意識的にストレッチを行い、柔軟性を養う。
● 妊婦自身にも観察してもらう。

右足と左足の開き具合を見てください!!

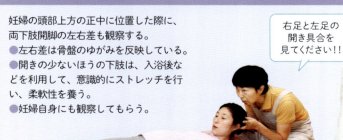
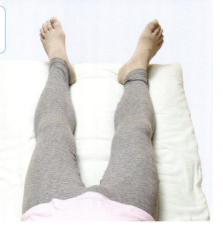

頭部

1 〈頭全体の触診・マッサージ〉

両手を軽く握り、指節間関節を使って、頭全体を縦・横・斜めにマッサージする。

凝りや痛みがある場合は、眼精疲労（テレビ・パソコン・読書など）、睡眠不足（その理由）、ストレスなどとの関連を尋ねる。

POINT
妊婦自身でマッサージ
- 妊婦にマッサージの方法を教え、自分自身でも行ってもらう。
- 就寝前など、日常生活の中で行うようアドバイスする。

手を軽く握って、この節を使って、自分でもやってみてください。

その凝りの部分を意識して行って！

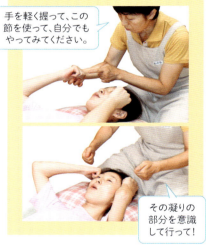

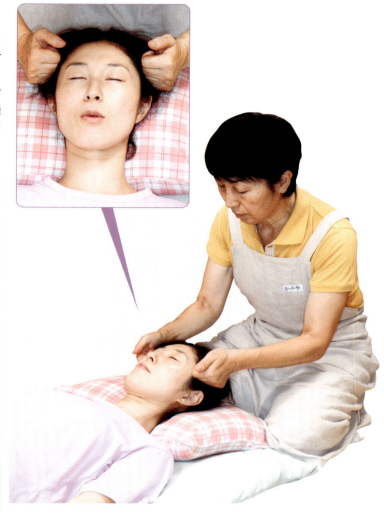

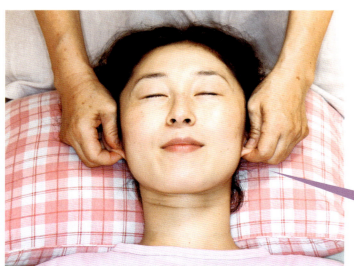

2 〈耳介の触診・マッサージ〉

母指・示指で耳介（軟骨）を把持し、軽く牽引しながら指圧する。

凝りや痛みがある場合は、全身の柔軟性、疲労との関連を尋ねる。

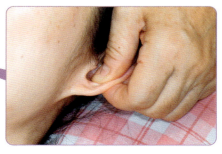

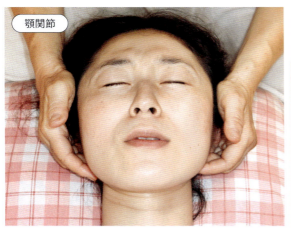
顎関節

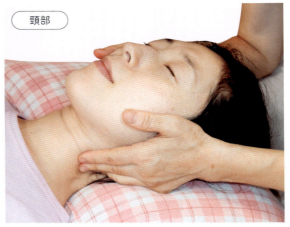
頸部

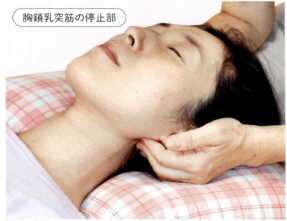
胸鎖乳突筋の停止部

3 〈 胸鎖乳突筋の停止部、顎関節、頸部の触診・マッサージ 〉

指圧・触診・マッサージを行いながら、顔面の左右差、頸部の傾き、左右の硬さの違いなどをみる。

凝りや痛みがある場合は、頭痛・肩凝り・歯科系のトラブルがないかを尋ねる。30分ずつでも早寝早起きを心がけるなど、日常生活にゆとりを持つ工夫を提案する。

> **POINT**
> **唾液腺の部分が硬い場合**
> ■咀嚼回数が少ないと、唾液腺の分泌不足により、硬く触れる。
> ■一口ずつを味わいながら、30回はかんでみるよう勧める。

4 〈 軽く頸部を牽引して、ストレッチ 〉

両手で後頭部・後頸部を支えながら、ゆっくりと頸部を牽引し、ストレッチを行う。頭頂部に指圧を行う。

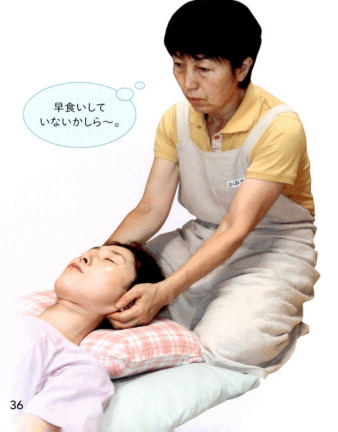
早食いしていないかしら〜。

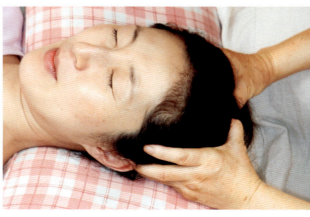

背中の触診・マッサージ

1 手掌全体、また指節間関節を用い、背中を大きくマッサージする。

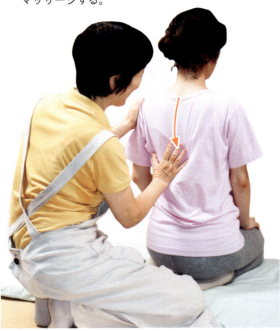

指節間関節を用いてマッサージしてもよい

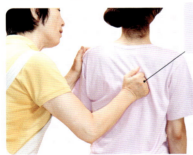

仰臥位から座位への移行
● 片手を上げて側臥位になり、ゆっくりと座位になってもらう。

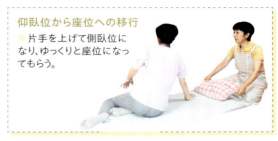

2 頸椎・胸椎・腰椎の両脇を母指の指腹で、軽く圧迫しながらなで下ろし、凝り・痛み・凹凸・ずれなどを探る。

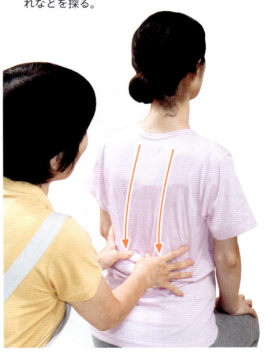

POINT
背中の触診での観察

内臓との関係
■ 第7～9胸椎あたりの凝り・痛みは、胃に関係しており、食欲不振・胃もたれがないかを尋ねる。
■ 第11～12胸椎、第1腰椎の凝り・痛みは腎臓に関係しており、腰痛の有無などを尋ねる。

肩甲骨周辺の凝り・痛み
■ 疲労・過労・ストレス、風邪の前兆などが考えられる。

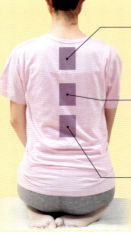

肩甲骨周辺の凝り・痛み
疲労・過労・ストレス、風邪の前兆

第7～9胸椎あたりの凝り・痛み
胃⇒食欲不振・胃もたれ

第11～12胸椎、第1腰椎の凝り・痛み
腎臓⇒腰痛の有無

姿勢との関連
● 胸を少し張るだけでも肺が広がり、呼吸がしやすくなる。日常生活との兼ね合いで改善策を話し合い、具体的な実行に結びつける。
● 産後の授乳期は児の抱き方に不慣れで、背中の凝りが生じやすい。母乳の分泌量にも影響を及ぼすため、授乳ポジションのアドバイスと共に、背中のマッサージをしながら正常姿勢を確認し、自己管理につなげる。

内診と胎児心拍数モニタリング

内診は、超音波診断の普及により、妊娠初期〜後期においては行われることが少なくなっている。妊娠37週以降の内診は、主として分娩開始期の予測のために行われる。
また、妊娠36週以降には胎児心拍数モニタリングも行われる。

内診による観察

目的

【妊娠初期】
妊娠の診断、妊娠週数の推定と共に、子宮付属器の状況を診査する*。

【妊娠中期〜後期】
早産などの異常が疑われる時、その診査のために行う**。

【妊娠37週以降】
分娩開始時期の予測を主として、経腟分娩の可否の判断も行う。

*現在は、超音波診断装置が用いられるため、助産師が内診を行うことは少なくなっている。
**現在は、経腟超音波検査により頸管長も計測できるため、あえて刺激となる内診は行わないこともある。

37週以降の内診での観察項目

軟産道の伸展性
子宮腟部の位置・硬度
子宮頸部の展退度
子宮口の開大
胎児下降部の種類と高さ
　　　　　　　　など

● 具体的な内診の手技については p.60-70 参照。

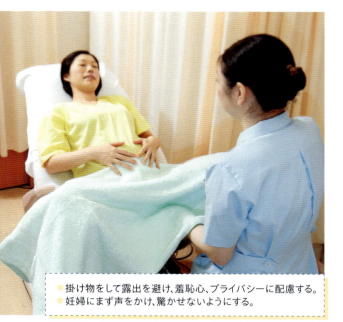

- 掛け物をして露出を避け、羞恥心、プライバシーに配慮する。
- 妊婦にまず声をかけ、驚かせないようにする。

1 内診の前に排尿をすませていることを確認する。

2 下着を外し、内診台または床上で仰臥位をとってもらう。
　羞恥心や寒さを感じないように、下半身に掛け物をする。内診台で行う場合は、施設によっては備えつけのカーテンを閉める。

3 手袋を装着し、外陰部を消毒する。

4 着色の程度、浮腫、瘢痕、静脈瘤の有無などを確認しながら、片手の手指で大陰唇を開き、内診指をゆっくりと優しく、静かに腟内に挿入する。

5 内診終了後、必要があれば外陰部を拭き、適宜ナプキンなどを当てる。

胎児心拍数モニタリング

分娩監視装置を用いて胎児の心拍数を観察し、胎児の状態が良好であるかを判定することを胎児心拍数モニタリングという（手技はChapter2-2を参照）。妊娠後期には、ノンストレステスト（NST：non-stress test）によってモニタリングを行う。

COLUMN　母親の力を信じて支える

みづき助産院　**神谷整子**

　ひょっとすると今でも"産婆"の通り名の方が分かりやすいかもしれない職業＝「助産師」。

　女性最古の職業とも目されているのは地域社会でそれだけ必要とされていたからに違いありません。

　私が助産師学生として初めて立ち会わせて頂いた出産の場面では、我が子を産み出そうとする産婦さんが忘我の状態で渾身の力を振り絞り出しており、その様子は異次元とも思える未知のエネルギーにあふれ、私は圧倒されたまま身動き一つできず、ただその場に立ち尽くすことしかできませんでした。そして産まれ出た我が子を見つめる産婦さんの崇高で誇らしげな顔が目に焼き付いています。

　助産師学生時代の最初に立ち会わせて頂いた出産で「女性が秘めている底力」に出会えたことは「女性の産む力を信頼する」ことにつながり、その後の進む方向も指し示してくれたように思います。そして出産の現場についたり離れたりしながら助産師歴45年が経ちました。

　出産はよく山登りやフルマラソンにたとえられます。目的達成に向けての体調管理や時間配分など確かに似ているところがあります。そして日々の暮らし方（衣・食・住）や生活全般に気を配りながら必要な物品やサポーターを揃え、最善の準備調整をしてその時を待ちます。出産という頂上を目指すための準備期間は妊娠の10か月間です。必要な時間をかけて妊婦健診を積み重ねながら日常生活を過ごしているうちに妊婦さんの顔つきや雰囲気が少しずつ変化するのが見て取れます。感性が豊かになり自分の心身の変化に気付きセルフケアができるようになり、少しずつ自信が付いてきている様子が分かります。試行錯誤しつつ10か月間かけて育み培ってきたことは、いざという時にしっかり踏ん張れる力になります。そしてその力は出産後の育児がスタートした時にもいかんなく発揮され、赤ちゃんの泣きの訴えや要求を理解・解決できる力へとつながっているのを沢山のお母さん達の姿から教えてもらいました。妊婦さんの個性を見極めながら子宮の中で成長する胎児に思いを馳せ、産後のサポート体制までも視野に入れての妊婦健診はまさに助産師の真骨頂です。

　妊婦健診〜出産〜産後〜育児へと女性とその家族を継続して見守れたこと。そして本来女性の誰しもが内包している力があることを間近で体験させて頂き確信できたことは助産師としての大きな財産であり、宝物です。

　安全で安楽な出産を中心に据え、その前と後が途切れることなくスムーズに物事が運ぶように見守り手助けする役割こそが、いにしえより助産師が必要とされたゆえんなのだと思います。

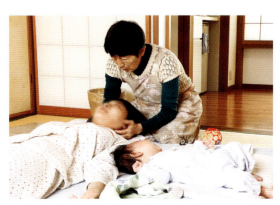

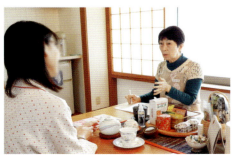

みづき助産院では、現在は、産後デイケアや母乳育児相談などを行っている。

CHAPTER 1 妊婦に対する基本的な助産技術

2. 助産師が行う超音波検査

「産婦人科診療ガイドライン産科編 2023」[1]には、産科超音波検査は「広義の出生前検査の一つ」であることを認識して行うと書かれており、妊婦健診時に行われる「通常超音波検査」と胎児形態異常の診断を目的とした「胎児超音波検査」の2つがある。

助産師が担う超音波検査の標準検査は明らかにされておらず、勤務環境によって求められるものは異なるため、各施設によって標準的な用法と報告基準を医師とともに話し合っておく。助産師が超音波検査を行う主な目的は、胎児の成長を妊婦や家族と確認し、コミュニケーションを深めることにある。

本項では、通常超音波検査について述べていく。

超音波検査の活用

◆超音波検査の目的

超音波検査の実際

◆実施前の準備
　必要物品の準備／環境調整／保温
　妊婦と家族への説明／体位／配置
◆検査の実施
　超音波検査の基本／胎位・胎向の確認
　胎児の発育の評価／羊水量の評価
　その他の評価

超音波検査の活用

妊婦健診において、触診や計測、内診などに加えて超音波検査を行うことで、より精度の高い情報が得られる。妊婦や家族に胎児の様子を伝え共有することで、愛着がわいたり、思いを表出したりする機会にもなる。

超音波検査の目的

「産婦人科診療ガイドライン 産科編 2023」では、妊娠20週頃および妊娠30週頃に通常超音波検査を行うことを推奨している。妊娠中期・後期には、胎児の発育、胎位・胎向、胎児付属物、子宮頸管長、胎児のwell-beingの評価を目的として行われる。

分娩期になると分娩進行の評価にも用いられ、産褥期には子宮復古の評価や出血源の検索などに常用されている。

COLUMN 助産技術に超音波検査をプラス

超音波検査は産科医にとって日常診療に必須のツールである。妊婦健診で児の推定体重や羊水量などを観察するほか、胎児異常のスクリーニング検査や分娩の進行を観察する経会陰超音波検査もさかんに行われるようになってきた。これらの検査が普及した背景として、超音波機器や技術の進歩だけでなく、より安全・安心にお産をしたいという妊産婦のニーズの高まりがあることは間違いない。

これまで触診や内診で行ってきた胎児の状態や分娩の進行の把握は熟練の技術が必要であったが、超音波検査を併用することで比較的容易にかつ客観的に胎児の状態や分娩の進行を評価できるようになる。また、分娩数が減少の一途をたどる昨今では、助産技術をいかに効率よく学ぶかは重要な課題であるため、超音波検査を併用して助産技術の向上に役立てたい。

助産師主導の院内助産・助産師外来でも、医師の支援下でなされることが望ましい。超音波検査の結果、正常基準から外れる値、気になる画像所見が得られた場合は、カルテに記載し、医師に報告する*。

*どのような場合に報告するかといった目安は、あらかじめ医師と相談する。

検査時には…
- 検査を通して胎児の成長を伝える。
- 心配事や質問の有無を尋ね、妊婦が思いを表出できるようにする。
- 希望があれば家族にも立ち会ってもらい、ともに児への愛着形成をはかっていく。

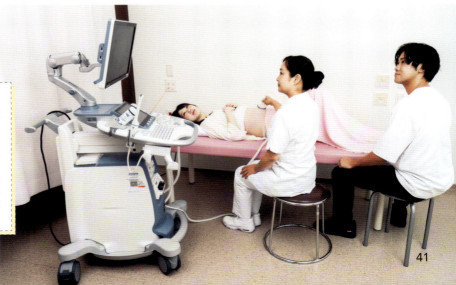

CHAPTER 1 妊婦に対する基本的な助産技術 ― 2。助産師が行う超音波検査

超音波検査の実際

超音波検査にあたっては、操作の基本を習得したうえで、必要物品を整え、寒くないように室温を調整する。本項では、通常超音波検査で行う胎位・胎向の確認、発育の評価、羊水量の評価について解説する。

実施前の準備

必要物品の準備

超音波検査を実施する前に、必要物品を用意し、環境を整える。

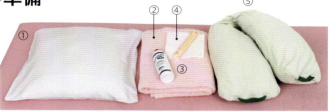

必要物品
① 枕
② 掛け物（バスタオル）
③ 検査用ゼリー
④ 不織布タオルなど（拭き取り用）
⑤ クッション

環境調整

プライバシーが保たれる個室を用意し、室温・照明に配慮する。

- 室温（25〜26℃）、照明（暗め）を調節
- プライバシーが保たれる個室を用意
- 家族も一緒に入れるスペースに配慮
- リラックスできるよう工夫

妊婦と家族への説明

実施前に、妊婦と家族に検査の目的と内容、留意点などを説明する。

POINT
説明のポイント
- 現在の妊娠週数、超音波検査の予定時期であること。
- 胎児の発育の様子、推定体重を観察すること。
- 助産師が行い、気になる点があれば医師に報告すること。

配置

原則として超音波診断装置は妊婦の頭側・右側に配置し、検査者（助産師）は妊婦の右側に座り、プローブを右手で持つ。

保温

保温に留意し、冷えを予防する。

- 検査時は腹部を露出し、ゼリーを塗布するため、冷えに注意する。
- 室温を調整し、露出部以外は掛け物で覆う。
- 検査時間は5〜15分とし、長引かないように配慮する。
- 終了後は、腹部を温かいタオルで清拭する。ゼリーを温める機械もあるので利用する。

体位

検査時の体位は、上半身をやや挙上したセミファーラー位が望ましい。両膝を立て、膝下にクッションを入れるなどして、腹部の緊張を緩める。

- 仰臥位低血圧症候群（→p.150参照）に注意する。

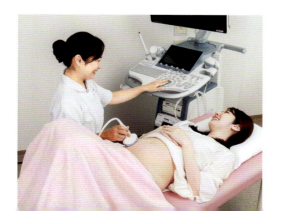

検査の実施

妊婦健診における超音波検査

超音波検査がリアルにわかる！

超音波検査の基本

プローブの向きの合わせ方

妊婦健診における超音波検査では、プローブの向きと画面に表示される方向の関係を把握し、胎児の向きをイメージして行うことが重要である。

● 経腹超音波検査では、コンベックス型プローブが使われる。

方法1 指でプローブの左端に触れてみた時に、画面左側に反応が見られるように持つ。

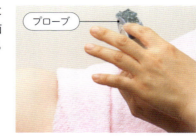 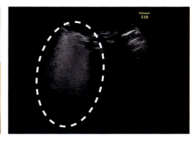

方法2 妊婦にプローブを当て、左端を軽く浮かせてみた時に、画面左側が黒くなるように持つ。

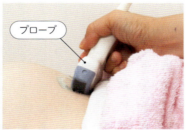 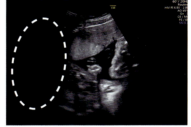

超音波画像の基準断面

妊婦健診における超音波検査の基準断面には、縦断面（矢状断面）と横断面がある。
画面の左側に被検者（妊婦）の右側または頭側が描出されるようにする。

縦断面（矢状断面）
- プローブを縦に当てる。
- 画面の左側に母体の頭側が描出されるようにする。
- 母体の右側から見た断面が描出される。

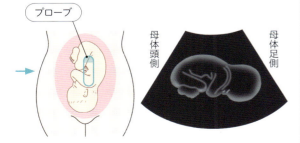

横断面
- プローブを横向きに当てる。
- 画面の左側に母体の右側が描出されるようにする。
- 母体の下側から見た断面が描出される。

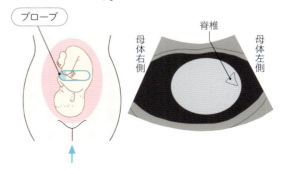

胎位・胎向の確認

1 超音波検査を実施する前に、レオポルド触診法（→p.18参照）を行い、胎児の胎位・胎向を確認する。

> **POINT**
> **検査実施時の留意点**
> ■ 排尿を済ませていることを確認する。
> ■ 妊婦に触れる前に手を温める。検査用ゼリーも温めておくとよい。
> ■ 会話を交わしたり環境を整えたりして、リラックスした状態をつくる。

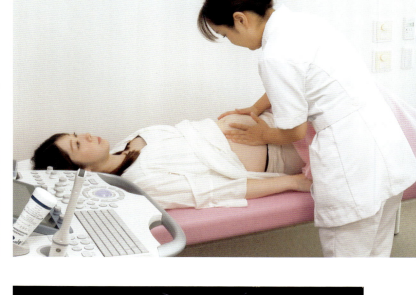

2 続いて、超音波診断で胎位を確認する。児頭・体幹のおよその位置を確認するため、児頭を描出する。

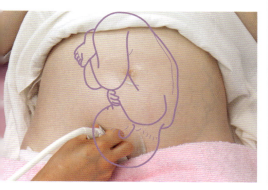
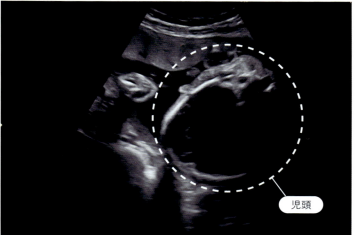

児頭

3 児頭と体幹のつながりをイメージし、脊椎を描出する。

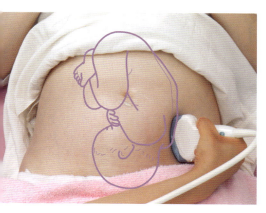
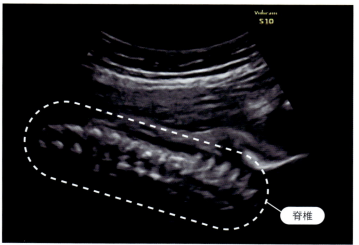

脊椎

● 妊婦の左側に脊椎があるので、第1頭位である。

胎児の発育の評価

児頭および腹部の最大横断面、大腿骨の3か所を計測することで、推定体重を算出する。

参考：巻末資料「超音波胎児計測の標準化と日本人の基準値（日本超音波医学会）」（→p.200参照）

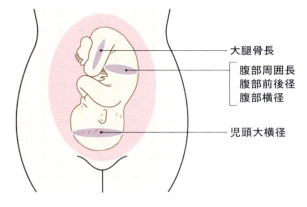

児頭大横径（BPD）の計測

- 正中線、透明中隔、四丘体槽が中央に描出される断面を用いる。
- 頭蓋骨外側から反対側の内側までの長さを測る。

BPD：biparietal diameter

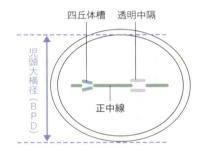
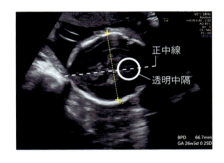

腹部周囲長（AC）の計測

- 胎児の脊椎に直交する最大横断面で計測する。
- 腹部前後径の前方1/3〜1/4に肝内臍静脈が位置し、同時に胃胞が描出される断面を用いる。
- 腹部外周の近似楕円を描いてその長さを計測する（エリプス法）。

AC：abdominal circumference

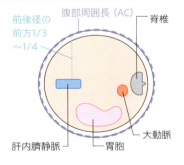
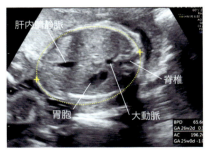

腹部前後径（APTD）、腹部横径（TTD）の計測

- ACと同じ断面を用いる。
- 直交する前後径と横径を測る。

APTD：antero-posterior trunk diameter
TTD：transverse trunk diameter

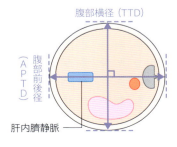
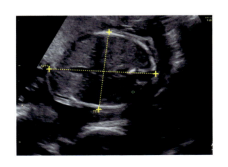

大腿骨長（FL）の計測

- 大腿骨長軸がもっとも長く描出される断面を用いる。
- 大腿骨化骨部分両端の中央から中央までを計測する。
- 化骨部分が高輝度に描出され、軟骨はほとんど描写されない。

FL：femur length

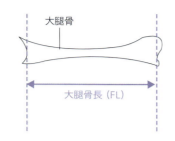
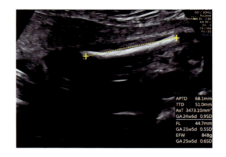

胎児推定体重（EFW）の算出[3]

胎児推定体重の求め方には、日本超音波医学会式（JSUM式）、東大式など、複数の方法がある。右の計算式に各計測値を代入して体重を推定する。

EFW：estimated fetal weight

◆ 日本超音波医学会（JSUM）式

$$EFW(g) = 1.07 \times BPD^3 + 0.3 \times AC^2 \times FL$$

◆ 東大式

$$EFW(g) = 1.07 \times BPD^3 + 3.42 \times APTD \times TTD \times FL$$

羊水量の評価

羊水量は、胎児のwell-being、破水、妊娠糖尿病などの評価指標となる。

羊水量を評価する方法は、以下の3つの方法がある。

> **POINT**
> **羊水量測定の留意点**
> - 仰臥位に近い姿勢で計測する。
> - プローブは床に対して垂直になるよう当てる。
> - 臍帯や胎児四肢を含まない。

羊水インデックス（AFI）法

- 子宮をおよそ4分割してそれぞれの部位の最大羊水深度を測り、その総和（cm）をAFI値とする。
- プローブは、原則として母体の矢状断方向に当てて測る。

AFI：amniotic fluid index

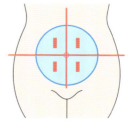

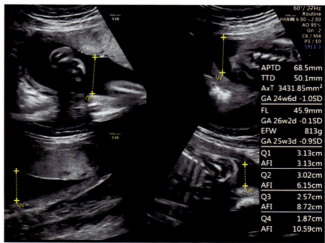

- 5cm以下：羊水過少
- 24または25cm以上：羊水過多

羊水ポケット（AFP）法

羊水腔の中で円を描き、その最大の直径を計測する。

AFP：amniotic fluid pocket

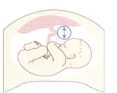

最大羊水深度（MVP）法

羊水腔の中で最大の羊水深度を計測する。

MVP：maximum vertical pocket

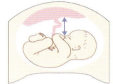

AFP、MVPともに
- 2cm以下：羊水過少
- 8cm以上：羊水過多

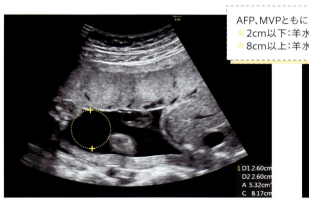

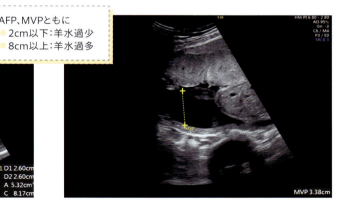

その他の評価

胎盤の観察

胎盤の付着位置は、底部・前壁・後壁・側壁などさまざまである。

前置胎盤や低置胎盤が疑われるかどうかが問題となる。疑わしい場合は、医師に相談する。

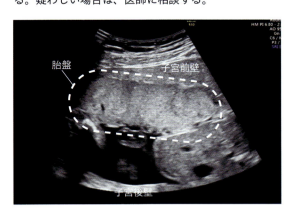

産褥期の子宮復古を確認する

産後に出血が継続する場合などに子宮復古を確認する場合は、母体の臍下にプローブを矢状断方向に当てる。子宮内腔に凝血塊や胎盤遺残がないかを確認することができる。

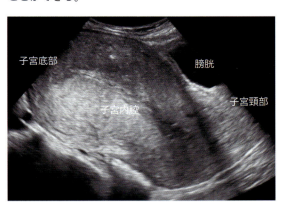

経腟超音波検査

経腹超音波検査のほかに、経腟プローブを腟に挿入して観察する経腟超音波検査も行われる。この検査は医師が行う検査である。経腟超音波検査は一般的に、妊娠初期（妊娠12週程度まで）の妊婦健診および、妊娠中期以降には頸管長（切迫早産の有無）や胎盤の位置（前置胎盤の有無）を確認する目的で行われる。

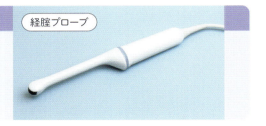

経腟プローブ

CHAPTER 2
分娩期の助産技術

1. 分娩期の環境と準備
2. 分娩進行の判断
3. 分娩進行の観察とケア
4. 分娩体位別の介助法
5. 急速遂娩の介助
6. 胎盤娩出から分娩後の観察まで
7. 産科救急処置
8. 硬膜外麻酔分娩
9. 帝王切開分娩

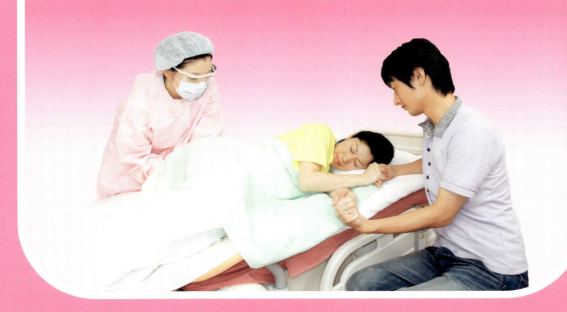

CHAPTER 2
分娩期の助産技術

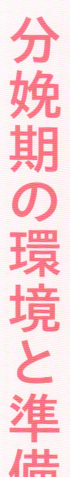

1. 分娩期の環境と準備

分娩期に重要なのは、自然な分娩進行を妨げないこと、母子の安全を確保することである。

産婦が緊張すると、体内でアドレナリンが分泌される。これは分娩進行を促すオキシトシンと拮抗することが知られている。分娩が生理的な現象である以上、順調な分娩進行を促すためには、アドレナリンの分泌を抑制することが最も効果的である。

すなわち、産婦が寛いだ気持ちで、安心して自分らしく振る舞えることなどが副交感神経優位な状況になり、その結果、アドレナリンを抑制することになる。そのような環境調整を行うことが重要なケアの課題である。

分娩の経過と環境・準備

入院時の環境
- 医療者／パートナー／そのほかの家族／プライバシーへの配慮

陣痛中〜分娩期の環境・準備
- 温度　●照明　●音　●香り　●機器
- LDRの考え方

産婦・介助者の準備
- 服装　●役割　●個人防護用具　●分娩セット

分娩期の区分
- 第1期　陣痛発来から子宮口全開大まで
- 第2期　子宮口全開大から児娩出まで
- 第3期　児娩出後から胎盤娩出まで
- 第4期　胎盤娩出後2時間まで

> ● 出産時にどのような環境を望むかは、普段からの生活や好み、習慣などが影響する。"バースプラン"として書面にしておくと、医療者とのコミュニケーションも深まり、産婦にとってはイメージ不足からくる不安が減ることにつながる。

入院時の環境

産婦は、入院環境を選ぶことはできない。
様々な緊張感のある時だからこそ、診察エリアの環境が重要である。
初対面で対応する医療者は、どんなに忙しくても産婦に対面して名乗り、産婦が遠慮なく自分の感覚を伝えてよいと思えるような雰囲気をつくりたい。

医療者

医療者は産婦にとって大きな環境要素である。妊娠中に一度でも会ったことがあれば、緊張感も緩和される。産婦が医療者へ信頼を寄せ、自由に振る舞うことは、産痛緩和や正常性の維持につながる。

産婦は、周囲の人に気をつかうことが日常化していて、医療者に遠慮する人も多い。きめ細かにプライバシーに配慮した働きかけを行う。

また、正常な分娩経過では、立ち会う人数が最小限になるよう配慮する。医師や応援に入る助産師も、産婦の分娩への集中を妨げないように入室の時期を考慮する。

一方で、母児に異常が生じた時には迷うことなく関連職者と連携し、必要な医療処置が行われることが望ましい。

さらに、医療者同士がチームとして良好な人間関係にあることは、産婦の不安軽減につながる。小児科や関連領域も含め、他施設への搬送を行う場合は搬送先の医療チームも含めて、良好な連携がとれるように配慮する。

パートナー

パートナーは、産婦が最も信頼するキーパーソンである。分娩時の自然な距離感はパートナーごとに異なるため、妊娠中からどのようにかかわるか確認しておく。

立ち会うことを決めたパートナーには、日常的な話題を提供したり、マッサージの方法や体位の支え方を見せたりして、適宜リードする。

そのほかの家族

産婦が望む人は、できるだけそばにいることを勧める。ただし、状況によっては分娩へ集中できない場合もある。

特定の人への気づかいで分娩進行が妨げられていると思われる場合は、分娩という特殊な状況で産婦の感受性が高まっていることを代弁し、時には離れた所で待機できるように場を整える。

> **プライバシーへの配慮**
> ● 自宅以外の場所では、プライバシーの確保は難しい。入院すると、日常生活と切り離されたように感じる産婦が多いため、産婦の身近な環境には配慮が必要である。

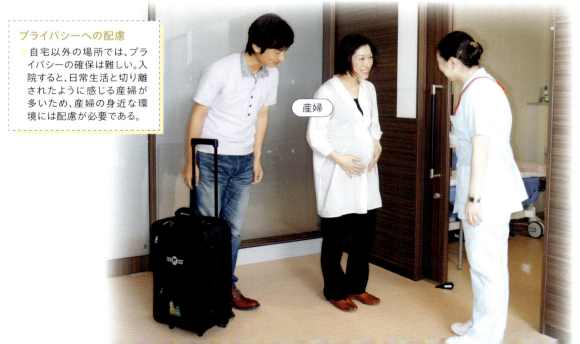

陣痛中〜分娩期の環境・準備

分娩が進行するに従って、産婦の五感は視覚・聴覚などの
情報処理を伴うものよりも、触覚・嗅覚など、
よりプリミティブな感覚の感受性が高まっていく。
この五感の変化に着目すると、ケアに結びつけやすい。

環境

分娩第1期を過ごす部屋は、その産婦の分娩進行と心理的な余裕によって適切な環境は異なる。

分娩が近づいたら、専用の部屋へ移動するシステムをとっている施設は多い。

分娩進行中の産婦は心身ともに余裕がないので、早すぎるのも遅すぎるのもよくない。移動の時期は慎重に見極める。

	陣痛中を過ごす環境	出産を迎える環境
温度	・24〜25℃が適当とされている。 ・室温以外にも産婦が冷えを感じていないかに注目する。末梢血管が収縮するような環境では分娩進行の停滞を招くため、腹部触診などで産婦の身体に触れる際には、末梢が冷えていないかも観察する。 ・「暑がり・寒がり」といった産婦の個性や季節にも合わせ、着衣の調節や靴下なども活用する。	・分娩期の産婦は代謝が活発になり、発汗も激しく、ホルモンの変化で暑がったり寒がったりしやすい。着替えやタオル、冷たいおしぼり、うちわも利用できるように常備する。 ・新生児の低体温防止のために、分娩前30分頃には27〜29℃に室温を設定しておく。
照明	・その時間帯に準じた照明でよい。昼間は明るく、夜は暗くする。ただし、分娩の進行期に入ってくると身体の内部の変化に感覚を集中させたいという欲求が高まり、明るさがかえって落ち着かないと感じる産婦も多い。 ・部分照明や低い位置からの照明も選択できるとよい。	・副交感神経優位の環境にするには、分娩室の照明は薄暗い（100〜200ルクス）ほうが適している。 ・しかし、実際には明るいほうを好む産婦もおり、基本的に産婦の状況を考慮する。 ・分娩後に新生児の顔色を判断するには、日中の室内程度の明るさ（1000〜2000ルクス）が必要。
音	・とりわけ静かにする必要はない。 ・しかし、医療施設独特の器械が触れ合う音、病院の館内放送、医療用電話の呼び出し音など、産婦が耳慣れない音はできるだけ遠ざける。 ・日常的な音はむしろあったほうがよい。経産婦にとっては、上の子どもの遊ぶ声などは安心感を伴う。産婦の好みに合うBGM、ラジオ・テレビなども日常音であり、気分転換にもなる。	・分娩時には緊張することもあり、産婦がリラックスできる音楽を流すことが効果的である。 ・ふだんから産婦が好んで耳にしている曲目を選択する。 ・できれば、妊娠中から意識的に、胎児をイメージしながら聴いていた音楽をBGMにするとよい。
香り	・産婦が苦手だと感じるにおいを退ける。消毒液など以外に、病院で出される食事のにおいも、分娩期の産婦には日常生活とは別のものと認識される。 ・自宅から持参したタオルに顔を埋めているだけでも、安心できると感じる産婦は多い。 ・香りを用いたケアとして、草根木皮から抽出した精油を吸入やマッサージなどに用いるアロマセラピーがあり、鎮痛・鎮静作用なども期待できる。嗅覚は脳へ直接刺激が伝わり、分娩中にはことさら好みがハッキリし、しかも変化しやすい。分娩に適した精油は右のとおりである。	・嗅覚は鋭敏になり、分娩状況に従って好みも変化する。 ・アロマセラピーを用いる場合は、「いらない」と言われた時に撤去しやすいように、ディフューザー（芳香拡散器）などを使った吸入方式が勧められる。 **分娩に適した精油の種類** *精油の作用機序を十分理解した上で選択・使用する **鎮痛効果**…イランイラン、クラリセージ、ゼラニウムなど **分娩促進**…ジャスミン、ローズ、ナツメグなど **緊張緩和**…柑橘系（オレンジスイート、グレープフルーツ、ベルガモットなど）、ラベンダーなど **嘔気の緩和**…ペパーミント、レモンなど

物品の準備

分娩室は常に使用できるよう、日頃から機器の整備・点検・物品補充を行い、安全な分娩環境が提供できるよう万全に準備しておく。

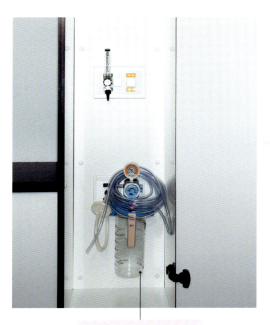

緊急時等に使用する医療機器は視界に入らないように工夫する。

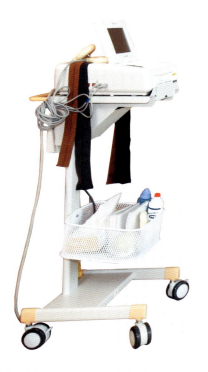

ナースコール
- ナースコールは、産婦や家族がスタッフを呼び出す際のほか、スタッフが緊急時に支援を求めるためにも必要である。

酸素
- 酸素は、胎児心拍に徐脈が出現した時、母体の急変時に使用する。大人用カニューレ、酸素マスク（リザーバーつきが望ましい）を準備しておく。
- 分娩時や緊急時に使用する医療機器は、非日常的で産婦や家族を緊張させる。使用する時にだけ速やかに準備し、通常は産婦や家族の視界に入らないよう配慮する。

吸引器
- 出生直後の新生児が元気に啼泣していれば、必ずしも吸引は必要ない。
- 子癇発作など、母体の急変時には使用するため、成人用の吸引カテーテル(12Fr)も準備しておく。

分娩台
- 分娩台は、医療処置を行う場合、安全に体位をとるために必要である。
- 畳スペースでの分娩やバースプールでの水中出産など、分娩台以外での出産を可能としている施設も増えている。それぞれの場所ごとに、すべてのケアが滞りなく行われるよう、直接介助・間接介助も含めて事前にシミュレーションする。

分娩監視装置
- 分娩監視装置の装着後には、音量に配慮する。
- 日頃から機種ごとの設定方法に慣れ、整備・点検・清掃を行う。

| COLUMN | 陣痛・分娩を同じ部屋で—LDRの考え方 |

従来、分娩室は処置室や手術室に近いイメージであり、産婦は分娩第2期において移動するのが前提であった。しかし、産婦にとって分娩室に移動することは、慣れない雰囲気に緊張したり、逆に「これでゴールが近い」と安心するなど、そのどちらもが分娩進行を滞らせる原因となる。心身ともにデリケートな状況にある産婦の環境を変えることは、正常な経過をとる産婦にはデメリットが大きい。

それを緩和する方法として、1980年代にLabor（陣痛）、Delivery（分娩）、Recovery（回復）を同じ部屋で過ごす「LDR」の考え

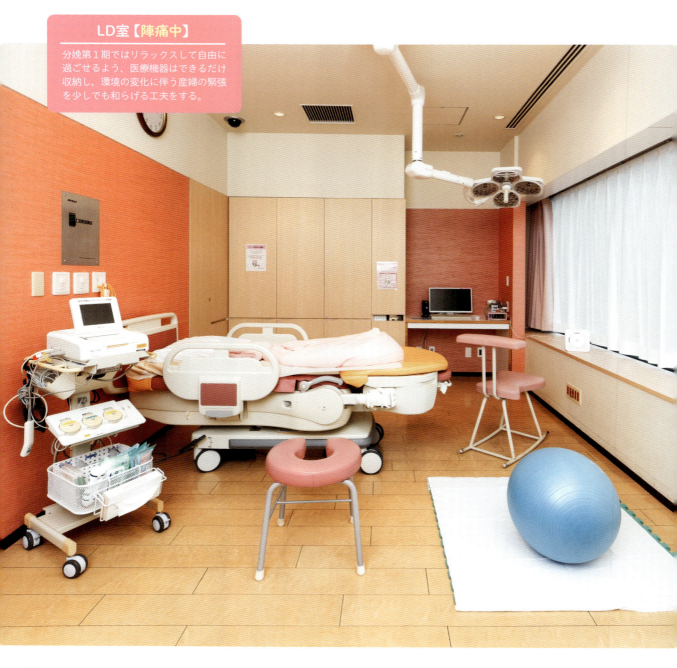

LD室【陣痛中】
分娩第1期ではリラックスして自由に過ごせるよう、医療機器はできるだけ収納し、環境の変化に伴う産婦の緊張を少しでも和らげる工夫をする。

方が紹介された。入院から退院まで同じ部屋で過ごすという発想であるが、退院が当日〜2日後の欧米に比べ、入院期間の長い日本の病院では普及しなかった。

しかし、2000年代以降、「LD」室として複数の分娩室を設置する施設が増えている。

子宮収縮が始まってから分娩後2時間くらいまで、産婦や家族が同じ部屋で過ごすことは、産婦にも家族にもメリットが大きく、現在では主流になっている。

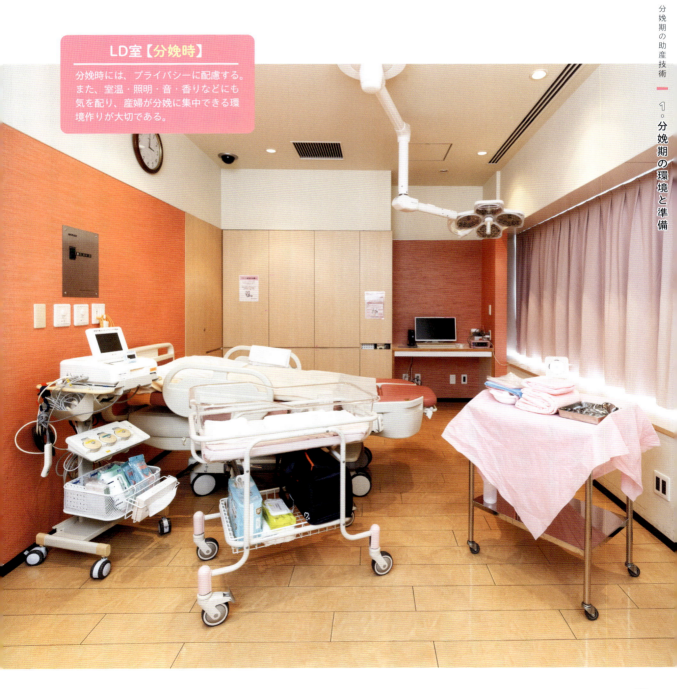

LD室【分娩時】
分娩時には、プライバシーに配慮する。また、室温・照明・音・香りなどにも気を配り、産婦が分娩に集中できる環境作りが大切である。

CHAPTER 2 分娩期の助産技術 ― 1. 分娩期の環境と準備

LDR室

産前・産後を通した生活の場となるLDR室は、産婦と家族がリラックスして過ごせる工夫がされている。
分娩時には、介助者の作業域の確保も重要である。緊急時に備え、室内の整理整頓をしておくことも大切である。

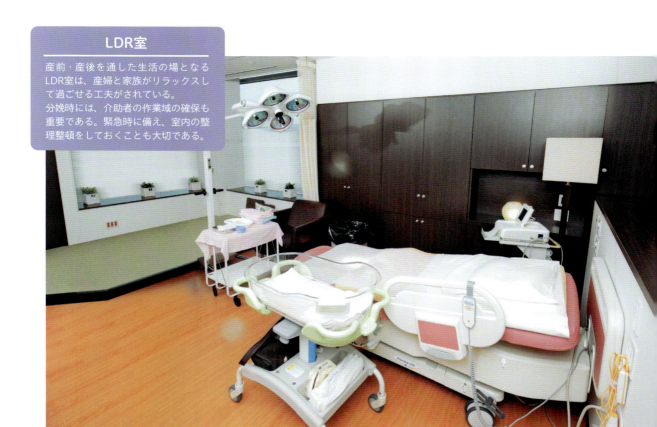

水中分娩室

分娩第1期には、和痛のため温浴を行うこともあるが、浴槽を使用しない時はカーテンで隠すなど、環境に配慮する。
分娩時には必要な物を準備するとともに、分娩進行を予測して浴槽に湯を入れる。湯温は36.5〜37℃程度。分娩後、母子がスムーズに分娩台に移動できるよう、室内を整頓しておく。

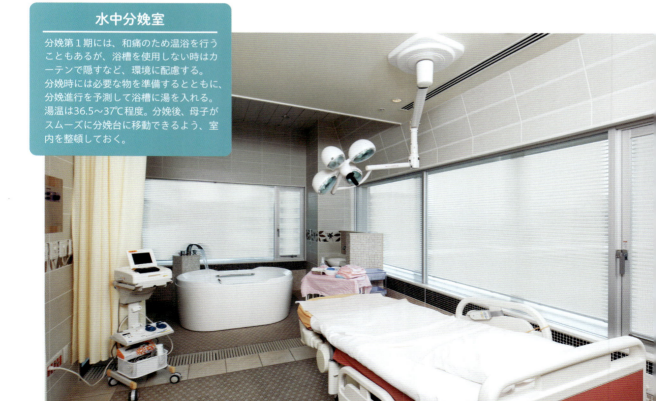

産婦・介助者の準備

分娩期の産婦が心身ともに自由で、リラックスした状態でいるために、何を身につけるかは大切な要素である。
また、介助者は、産婦・新生児の感染防止や、介助者自身の感染防護も考えつつ、産婦に必要以上の緊張感を与えないような配慮も必要である。

産婦

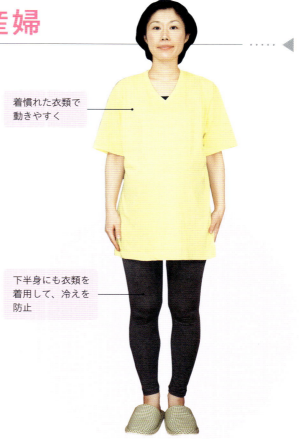

　分娩進行のタイミングを判断し、適切な時期に産婦を分娩室へ案内する。

　通常は歩行で移動できるが、分娩の進行状況に合わせて車椅子などの移動方法を選択する。可能であれば、分娩室入室時には排泄を促し、膀胱・直腸を空虚にしておく。

　分娩時の身支度は、産婦の自由な動きを妨げないよう、部屋着や寝衣など産婦が普段から着慣れているものを選択するとよい。その際、肌の露出が少なく、身体が冷えないものを考慮する。

　また、分娩時には発汗を伴うことも多いため、吸湿性・通気性のある素材が好ましい。分娩時の足カバーや下半身を覆う布は、清潔野を作成するというより、下半身の保温や必要以上の露出を避けるために使用する。靴下やレッグウォーマーは下半身の冷え防止のため、あえて脱ぐ必要はない。

- 肌の露出が少なく、動きやすい身支度で。

着慣れた衣類で動きやすく

下半身にも衣類を着用して、冷えを防止

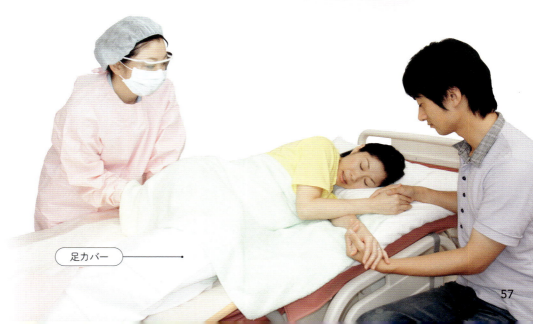

足カバー

直接介助者

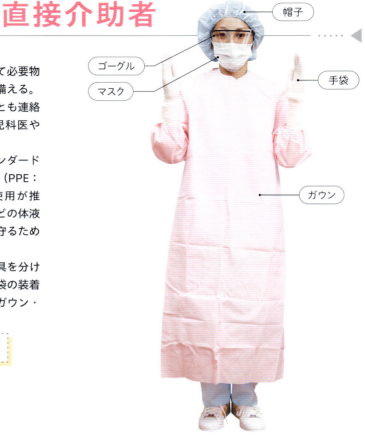

　直接介助者は、分娩の進行状況に応じて必要物品の確保と記録を行いながら分娩介助に備える。分娩が近づいたら、産科医・間接介助者とも連絡を密にし、胎児の状況によっては新生児科医やNICUスタッフとの連携も確認しておく。

　現在、医療施設では標準予防策（スタンダードプリコーション）に則った個人防護用具（PPE：personal protective equipment）の使用が推奨されている。分娩時には羊水や血液などの体液暴露が発生しやすく、介助者を感染から守るための装備が必要である。

　かつては産婦の感染の有無によって用具を分けていたが、現在ではすべての処置時で手袋の装着が必須とされており、分娩介助場面ではガウン・帽子・ゴーグル・マスクも装着する。

- スタッフ間の連携を密にして、分娩に備える。

間接介助者

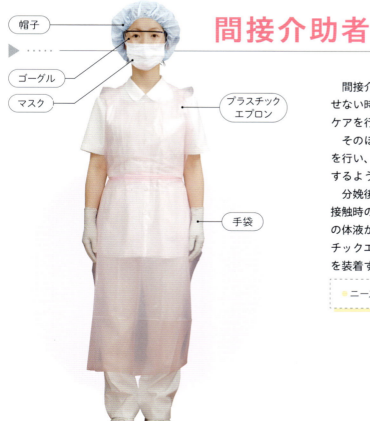

　間接介助者は、直接介助者が分娩準備で手が離せない時に産婦のニーズに応えるために付き添い、ケアを行う。

　そのほか、分娩に必要な物品や環境、人の調整を行い、直接介助者と協働し、分娩が安全に終了するよう分娩室内の調整役に徹する。

　分娩後は、出生直後の新生児の観察、早期母子接触時の介助を行う。新生児には羊水や血液などの体液が付着しているため、間接介助者はプラスチックエプロン・手袋・帽子・ゴーグル・マスクを装着する。

- ニーズに応える、分娩室内の調整役。

分娩セット

　分娩の進行状況に応じ、産婦だけでなく、介助者にとっても適切な時期を考え、余裕をもって準備をしておく。

　準備がスムーズに行えるよう、分娩セットの内容は施設ごとに工夫されている。

- 準備が早すぎると、室内の居住スペースを狭くするだけでなく、器材を清潔に保つこと難しくなる。
- 適切なタイミングで準備を行う。

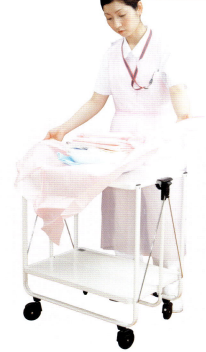

必要物品

① 分娩セット（コッヘル2本、臍帯剪刀、直剪刀、クスコ式腟鏡）
② 分娩用シーツ
③ 腹部覆い
④ バルブシリンジ
⑤ ベビー受けシーツ
⑥ ビニール袋
⑦ 手袋
⑧ シリンジ（2.5mL+21G針：臍帯血ガス検査用）（10mL+23G針：局所麻酔用）
⑨ ディスポーザブル膿盆
⑩ 縫合セット（持針器、コッヘル2本、曲剪刀、鉤鑷子2本）
⑪ 角綿
⑫ ガーゼ
⑬ 縫合用ガーゼ
⑭ カップ＋綿球

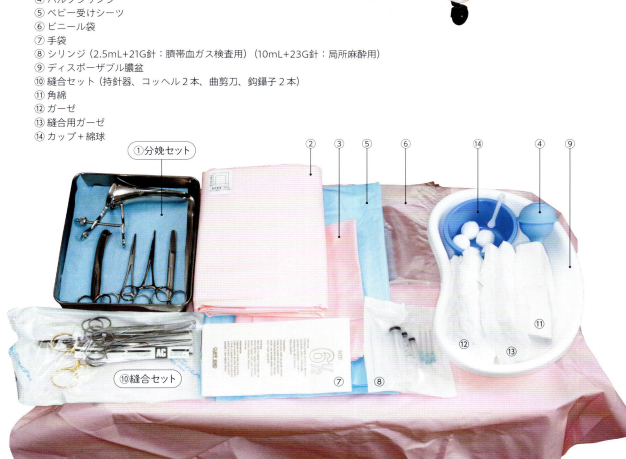

CHAPTER 2

分娩期の助産技術

2. 分娩進行の判断

分娩が進行するに従って、間欠的に強まる子宮収縮により胎児は産道を下降し、分娩に至る。

助産師は、産婦や家族に寄り添いながら分娩進行を判断、ケアを提供し、異常の早期発見に努める。

産婦の状況は分娩各期でダイナミックに変化する。

熟達した助産師は、情報の統合・分析が早くなり、分娩の進行状況を直感的に判断できるようになる。

本項では、分娩の進行状況を適切に判断するための基礎知識および手技について解説する。

分娩の進行

- ◆ フリードマン曲線
- ◆ 分娩進行と胎児の回旋
- ◆ 陣痛の鑑別

胎児心拍数モニタリングによる判断

- ◆ 分娩監視装置の装着
- ◆ 波形の見方

内診による判断

- ◆ 内診の手順
- ◆ 内診の観察項目・評価
- ◆ クスコ式腟鏡の使い方

超音波検査による判断

- ◆ 経会陰超音波検査

分娩の進行

助産師は産婦の最も近くで長い時間をともに過ごす。
分娩の進行を予測的に判断し、
適切にケアをすることが求められる。
ここでは分娩経過の基礎知識と分娩開始の判断を説明する。

分娩進行の把握と予測

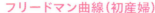

分娩の進行を把握・予測する手段の一つにフリードマン曲線がある。分娩第1期の進行について経過時間と子宮口開大度で示しており、正常な経過であるかを総合的に判断するために用いられる。
以下に初産婦のフリードマン曲線を示す。

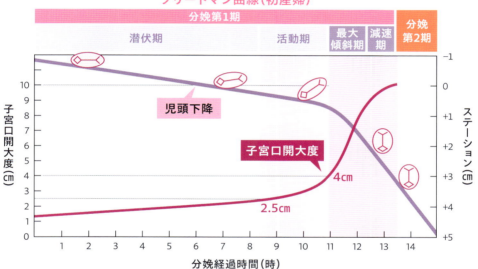

我部山キヨ子, 大石時子編：アセスメント力を磨く 助産師のためのフィジカルイグザミネーション第2版. 医学書院. 2023, p.121より一部改変

分娩の経過	分娩第1期				分娩第2期
	潜伏期	活動期	最大傾斜期	減速期	
子宮口開大度	〜2.5cm	4〜6cm	7〜8cm	9cm〜	
経過時間（初産婦）	平均8.5時間	2時間以内	約2時間	2時間	1.5〜2時間
経過時間（経産婦）	平均5時間	1時間以内	約1時間	数分	30分〜1時間
陣痛持続時間		70秒		60秒	
陣痛周期		3分	2分30秒	2分	2分

我部山キヨ子, 大石時子編：アセスメント力を磨く 助産師のためのフィジカルイグザミネーション第2版. 医学書院. 2023, p.123より一部改変

分娩進行と胎児の回旋

胎児は分娩の進行と子宮口の開大に伴って母の骨盤を下降する。児頭は前後径が長く、横径が短いため、骨盤の形状に合わせて上部（入口部）では横に、下部（出口部）では縦に体勢を変える。助産師は胎児の位置や回旋の状況を診断することで、分娩の進行を予測的に判断する。

分娩進行と胎児回旋

回旋の流れが立体的に見える！

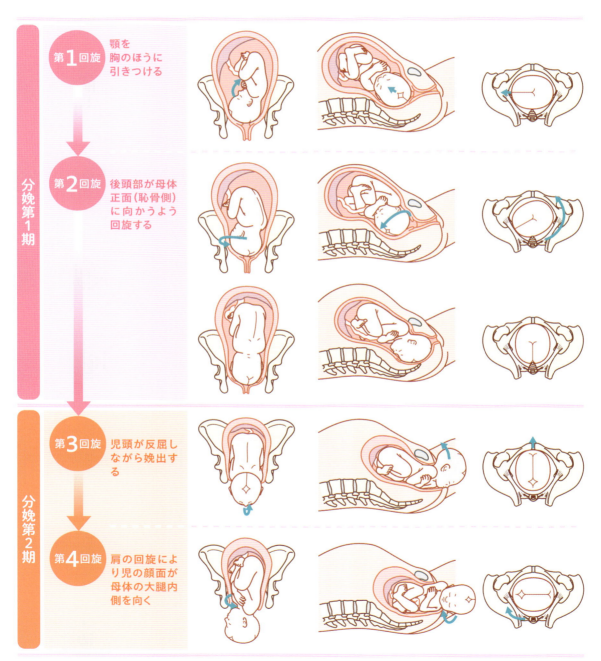

分娩第1期
- 第1回旋：顎を胸のほうに引きつける
- 第2回旋：後頭部が母体正面（恥骨側）に向かうよう回旋する

分娩第2期
- 第3回旋：児頭が反屈しながら娩出する
- 第4回旋：肩の回旋により児の顔面が母体の大腿内側を向く

竹内正人監修：正常分娩. 病気がみえるvol.10 産科 第2版. メディックメディア, 2009, p.206-207より一部改変

陣痛の鑑別

本格的な分娩開始前に、しばしば前駆陣痛が起きる。副交感神経が優位になる時間帯（21時頃から翌朝5時頃）に頻発する。

これは、子宮筋のウォーミングアップともいえる準備状態で、本格的な収縮に至らず消退するが、子宮口は開大しないものの、痛みを伴うことも多い。

前駆陣痛により産婦が張り切って行動し、分娩時には身体的にも精神的にも疲れてしまうことがある。できるだけ体力・気力を温存し、万全な状態で分娩に備えられるよう支援したい。

分娩を心待ちにする産婦や家族の緊張感、期待感からアドレナリンが増え、実際の収縮以上に産痛を感じている場合もある。特に、入院直後には本来の収縮状態の把握が難しい。

そこで、あえて発作時に「収縮は何時からですか？」「食事はできましたか？」などと問いかけてみる。発作時にも産婦が会話できる状況なら、前駆陣痛であることも考えられる。このような反応だけでは判断は難しいが、初対面時や産婦が興奮気味で判断しにくい時、反応や痛みの閾値がわかりにくい時には有効である。

	前駆陣痛	有効陣痛
時間帯	交感神経が優位になる明け方に治まることが多い。	様々な時間帯に始まり、次第に強まる。
持続時間	20秒以上になることもあるが、強さに差がある。	20秒以上で規則的である。
周期	1時間に6回未満で不規則である。	1時間に6回以上または10分以内で規則的である。
子宮口	変化がない。	頸管の熟化所見がある。

潜伏期の産婦の一般的な反応
- 子宮収縮がない時に歩行が可能であっても、発作時は苦痛様の表情で立ち止まるような状況が一般的である。

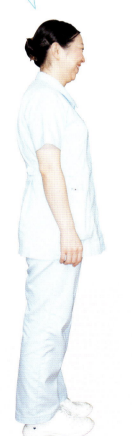
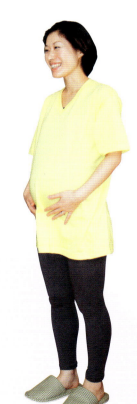

食事はできましたか？

何時からですか？

夜の9時頃から痛みはじめました。

胎児心拍数モニタリングによる判断

分娩期においては、胎児のwell-being（元気さ）の確認、および子宮収縮の状態の観察のために、分娩監視装置を用いた胎児心拍数モニタリングが行われることが多い。

分娩監視装置の装着

動画　胎児心拍数モニタリング　装着方法と波形を見る！

分娩監視装置を用いたモニタリングでは児心音計と陣痛計を妊婦の腹部に装着してモニターの波形を観察する。

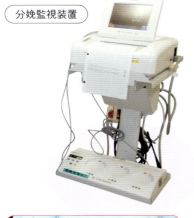

分娩監視装置

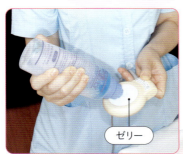

ゼリー

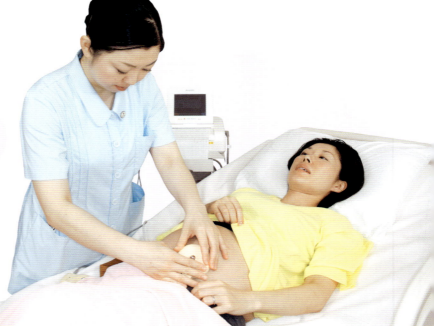

1 モニターの電源を入れ、児心音計の接触面にゼリーをつける。

2 児心音計を、触診法で児背と思われた部位に装着する。
陣痛計を、子宮底付近で比較的平らな部分に装着する。

- 子宮収縮がないと思われる時に、陣痛計（収縮計）の補正を行う。
- 同期音の音量を調整する。

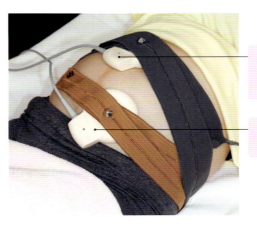

陣痛計
子宮底、または腹部の平らな部分

児心音計
児背と思われる部位

POINT

モニタリング中のケア

■ 適宜ベッドサイドに行き、産婦が安楽に過ごせるよう声掛けや体位の工夫を行う。

■ モニターだけに集中せず、産婦の様子も併せて観察する。助産師がモニターに視点を置き、産婦の全身を視野に入れていないと、情報収集の範囲が狭まってしまう。産婦や家族にも、モニターに表示される数値、アラームについて説明し、産婦が自らの出産を助産師と共有し、前向きに受け止めるようガイドする。

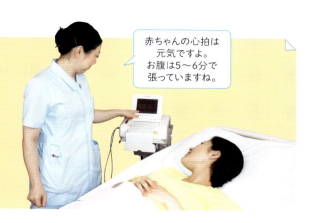

> 赤ちゃんの心拍は元気ですよ。お腹は5〜6分で張っていますね。

STUDY 分娩監視装置による胎児心拍数モニタリング

（産婦人科診療ガイドライン 産科編 2023. p.228-232をもとに作成）

胎児心拍数モニタリングをどの程度行うかについては、議論の余地のあるところであるが、以下にガイドラインにもとづいた分娩期のモニタリングについて示す（「産婦人科診療ガイドライン 産科編2023」p.228-232参照）。

分娩第1期（入院時含む）

一定時間装着して記録（20分以上）

レベル分類 →
- **レベル1**
  - 一定時間（6時間以内）は間欠的児心拍聴取（15〜90分ごと）。
  - 第1期を通じて連続モニタリングを行ってもよい。
  - 約30分間隔で評価
- **レベル1以外**
  - レベルに応じた対応と処置を行う*1。
  - 経過観察とした以外は連続モニタリング。
    - ◇ 監視の強化、保存的処置と判断された産婦：約15分間隔で評価。
    - ◇ 急速遂娩準備／実行と判断された産婦：連続的に波形を監視。

以下のような場合 → 一定時間（20分以上）装着してモニタリングを記録し、評価。
- 破水時
- 羊水混濁、血性羊水を認めた時
- 間欠的児心拍数聴取で（一過性）徐脈、頻脈を認めた時
- 分娩が急速に進行、排尿・排便など、胎児の位置の変化が予想される場合（間欠的児心拍聴取でもよい）

分娩第2期

連続モニタリング
- ◇ 経過観察と判断された、リスクのない／リスクが低い産婦：約15分間隔で評価。
- ◇ 監視の強化、保存的処置と判断された産婦：約5分間隔で評価。

分娩時期を問わず、以下のような場合

↳ 連続モニタリング

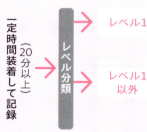

- 子宮収縮薬使用中
- プロスタグランジンE2製剤使用中
- メトロイリンテル
  - 41mL以上挿入中
  - 41mL未満挿入中で陣痛が発来した場合
- 無痛分娩中
- 38℃以上の母体発熱中
- 産婦が突然強い子宮収縮や腹痛を訴えた場合
- ハイリスク妊娠*2
- その他ハイリスク妊娠と考えられる産婦（コントロール不良の母体合併症等）

ハイリスク産婦、子宮収縮薬使用中：
第1期…約15分間隔で評価　第2期…約5分間隔で評価

・それぞれの処置の推奨レベル等は、「産婦人科診療ガイドライン 産科編2023」CQ410を参照のこと。
・連続モニタリングであっても、トイレ歩行時など医師が必要と認めた時は、一時的に分娩監視装置をはずすことは可能。

*1 詳細は「産婦人科診療ガイドライン 産科編2023」CQ411表3を参照。
*2 ハイリスク妊娠
母体側要因：糖尿病合併、"妊娠中の明らかな糖尿病"、コントロール不良な妊娠糖尿病（GDM）、妊娠高血圧症候群、妊娠・分娩中の低酸素状態が原因と考えられる脳性麻痺児、子宮内胎児死亡（IUFD）児出産既往（おおむね30週以上）、子癇既往、子宮体部への手術歴、TOLAC
胎児側要因：胎位異常、推定体重<2,000g、胎児発育不全、多胎妊娠、サイトメガロウイルス（CMV）感染胎児
胎盤・羊水・臍帯の異常：低置胎盤、羊水過多、羊水過少、臍帯卵膜付着が診断されている場合

波形の見方

胎児モニタリングの結果は分娩監視装置のモニターや記録用紙に表示される。胎児心拍数と子宮収縮を経時的変化で記録したものを胎児心拍数陣痛図という。これをもとに胎児心拍数の変化と子宮収縮の関係から、胎児の状態が良好（well-being）であるかを評価する。

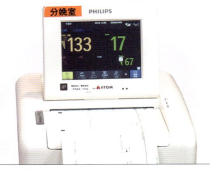

胎児心拍数陣痛図

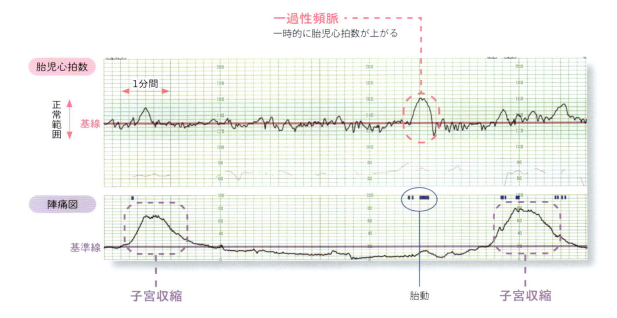

胎児心拍数陣痛図では以下のことを確認する。
　正常範囲を超える頻脈・徐脈や、基線細変動の減少・消失は何らかの異常が発生したサインとなる。

- 胎児心拍数基線：10分間の平均の心拍数（5の倍数で表す）。基線が110〜160bpm内を正常とする。
- 基線細変動：心拍数の細かい変動。
- 一過性頻脈：基線より15bpm以上、15秒以上2分未満の心拍数増加。
- 一過性徐脈：基線より15bpm以下、15秒以上2分未満の心拍数減少。
- 子宮収縮：陣痛図で確認される子宮収縮。

内診による判断

内診は、分娩進行を判断するうえで重要な診察法であるが、羞恥心や痛みなど、苦痛を伴う行為でもある。
プライバシーに配慮し、分娩経過の中で内診の必要なタイミングをよく考えて実施する。

内診の手順

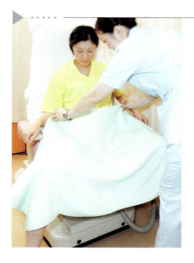

ここでは内診台を使用する方法を紹介する。

- 内診台は電動であることが多いが、機種によって操作が異なるため、事前に動かして把握しておく。
- 産婦の緊張や羞恥心に配慮し、穏やかに声をかけて目的を説明する。

動画 ▶
内診台を使用する方法
内診の手順を見る！

1 膝まで掛け布をかける。衣類が汚れないように、腹部・背部の衣類を上方へ上げる。台が上昇する時には、産婦に声をかける。

2 利き手でない側の手の母指と示指で、上方から小陰唇を開く。

3 産婦に息を吐くように声をかけながら、利き手の示指を腟後壁に沿って第2関節まで挿入したところで、指腹を上向きに返し、示指に沿って中指を挿入する。

4 小陰唇に添えた手は下ろし、内診指は尾骨側を徐々にたどって、子宮口に到達させる。

5 子宮口に触れ、頸管の硬度（硬・中・軟）を確認する。
子宮口の位置（後方・中・前方）を確認する。
子宮口の位置は高さに比例し、通常、児頭の下降に伴って前方になる。

硬	鼻翼状
中	口唇状
軟	マシュマロ状

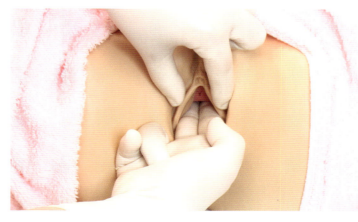

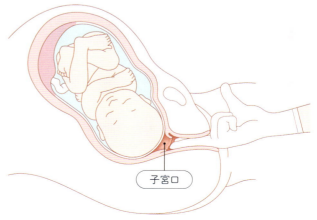

子宮口

CHAPTER 2
分娩期の助産技術
2. 分娩進行の判断

67

6 中指で坐骨棘・恥骨後面に触れ、示指で児頭を触れて、高さ（ステーション）を判定する。

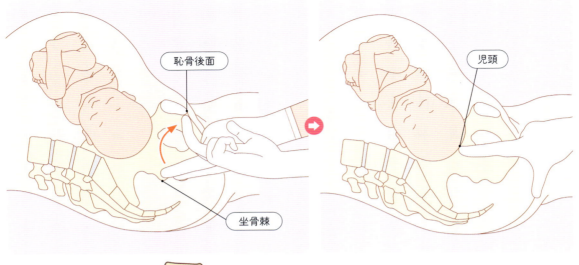

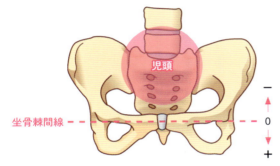

De Leeのステーション法

児頭下降度の評価を行う方法として、De Leeのステーション法がある。胎児の先進部が坐骨棘間線の高さにある時をステーション0とし、児頭先進部がそこに達していない場合はマイナス（−）、それより下降している場合はプラス（＋）と表現する。

7 先進部に何が触れるかで、児の胎位を確認する（経腟分娩時には児頭が触れるはずである）。

8 子宮口に示指と中指が挿入できるか確認し、2指とも入れば全周をたどって開大度（cm）を判定する。

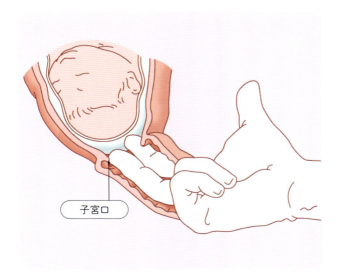

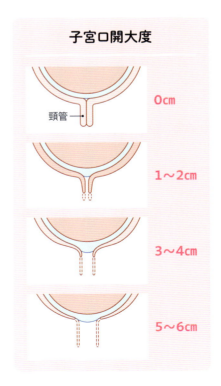

9 子宮口が1指以上入れば、頸管を2指で挟み、頸管の長さで展退度（％）を判定する。（閉鎖の場合には、子宮体部までの長さを触れて判断する。）

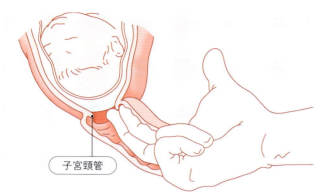
子宮頸管

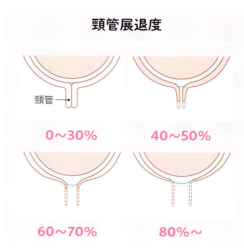
頸管展退度
頸管
0〜30%　　40〜50%
60〜70%　　80%〜

10 子宮口が1指以上入れば、卵膜の有無を確認する。卵膜がある場合には、卵膜越しに児頭を触れ、児頭に浮球感の有無を確認する。

- 開大が3cm以上ある場合には、胎胞の有無と発作時の胎胞緊満を確認する。
- 児頭が固定している場合、大泉門・小泉門・矢状縫合の向きを確認する。

11 血性分泌物の有無・性状を確認する（茶色少量か、褐色粘液性少量か、中量から多めのドロッとした血性分泌物か）。
腟側から、滞留便が触れるかどうかを確認する。

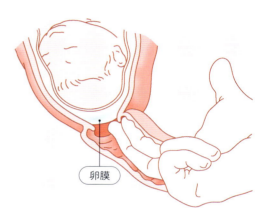
卵膜

内診の観察項目・評価

内診では、子宮口開大度・頸管展退度・児頭下降度・頸管硬度・子宮口の位置の5項目について、ビショップ（Bishop）スコアの点数で評価する。

ビショップスコア	0点	1点	2点	3点	手技と解説
子宮口開大度 Dilation	0cm	1〜2cm	3〜4cm	5cm〜	子宮口に指を挿入して内径を計測（推計）する。内子宮口と外子宮口で開大度に差がある場合には併記しておく。経腟分娩既往があると開大しやすい。
頸管展退度 Effacement	0〜30%	40〜50%	60〜70%	80%	子宮頸管を2指で挟み、頸管の本来の長さ（3cm）からどの程度短くなっているかを百分率で表す。例：2cmなら30%
児頭下降度 Station	−3	−2	−1〜0	1	産婦の坐骨棘を結ぶ仮想線を基準として児頭までが上方ならマイナス、下方ならプラスで表す。
頸管硬度 Consistency	鼻翼状	口唇状	マシュマロ状		頸管部に触れたときの硬さを表現する。展退度に比例する。経腟分娩既往があると軟化しやすい。
子宮口の位置 Position	後方	中央	前方		内診指に対する子宮口の位置を表現する。児頭の下降に伴って子宮口は前方に向かう。後方の場合、内診指が届かないこともある。

9点以上で成熟、4点以下は熟化不良

我部山キヨ子, 大石時子編：アセスメント力を磨く 助産師のためのフィジカルイグザミネーション第2版. 医学書院, 2023, p.120より一部改変

内診台を使用しない場合

畳での仰臥位での内診

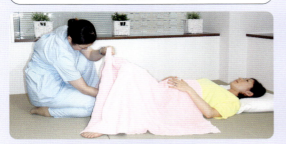

- 産婦の頭の下に、枕を入れる。
- シーツや畳が汚れないように、内診用のシートなどを使用する。
- 両膝を立てた状態で両側に軽く開くよう声をかける。

畳での膝手位での内診

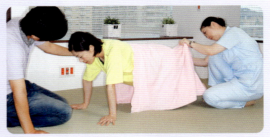

- 恥骨側に手のひらを向けて、示指を骨盤誘導線に沿わせると行いやすい。
- 分娩準備前の場合は、腟分泌物や羊水などの落下に注意し、パッドなどを沿わせて行う。
- 各泉門は、仰臥位の場合と対称に触れる。

> **内診への同席**
> - 内診を行う際は、家族などの同伴者にはいったん退室していただく。もしくは、産婦が立会いを望む場合は枕元に案内し、掛け布などを用いてプライバシーに配慮する。
> - 男性医師が内診を行う場合には、助産師が介助に入り、産婦だけにしないように配慮する。

クスコ式腟鏡の使い方

🎬 **動画** クスコ式腟鏡の使い方 手順の実際を見る！

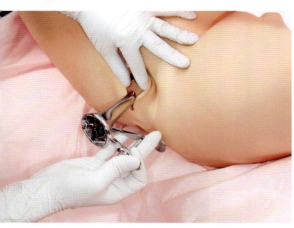

1 クスコ式腟鏡は閉じた状態で、利き手で持つ。ネジ部分を横にして、小陰唇を開きながら挿入する。

2 挿入後、腟鏡を上方へ回転させ、ゆっくりと両葉を開き、利き手でネジを締めて固定する。

3 鑷子は、利き手で下向きに把持して、綿花をつまむ。分泌物を綿花でぬぐって観察する。破水の疑いがある場合には、BTB溶液をたらして、色の変化を見る。
（簡便なBTB試験紙もよく用いられる）

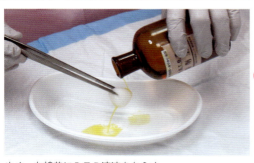

ぬぐった綿花にＢＴＢ溶液をたらす

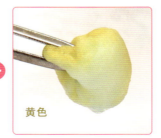

黄色
通常の腟内（弱酸性）

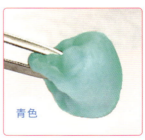

青色
破水がある場合（アルカリ性）

超音波検査による判断

経会陰超音波検査とは会陰部にコンベックス型プローブを当て、児頭の位置や回旋を評価する手技であり、分娩の進行を客観的に評価することが可能である。内診手技の確認や回旋異常の診断に特に有用である。

経会陰超音波検査

子宮口全開大後、矢状断面では児頭の下降度を観察し、横断面では児頭の回旋を観察する。回旋異常が疑われる場合の診断や、器械分娩（吸引分娩、鉗子分娩）が必要な状況では安全に器械分娩を完遂できるかの指標として利用する。

矢状断面

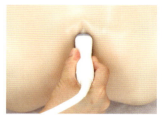
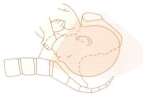
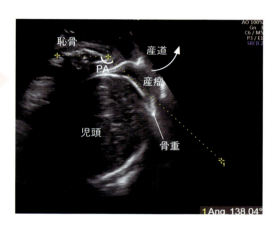

恥骨の全体像が平行に見える断面を描出し、恥骨との児頭の位置関係を観察し児頭の下降度（ステーション）を評価する。
恥骨水平線と恥骨下縁から児頭への接線とがなす角をPA：progression angleと呼び、PAが110°〜120°がステーション±0の目安である。以後PAが10°増すごとにステーションが1ずつ進行する。（例　PA 120°はステーション+1。PA130°はステーション+2）

横断面

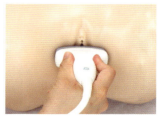
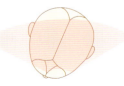
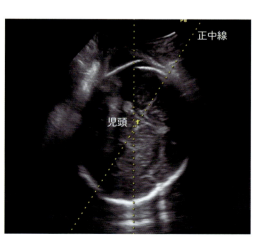

児頭の矢状縫合に相当する正中線を描出し、児頭の回旋を確認する。

回旋異常が疑われる例

プローブを恥骨上から横断面を描出するように当てた時に、児の眼窩が母体の腹側に位置する場合は回旋異常（後方後頭位）を疑う。

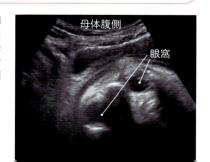

CHAPTER 2
分娩期の助産技術

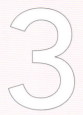

3. 分娩進行の観察とケア

分娩進行は、初産婦と経産婦で大きく異なり、加えて個人差も大きい。

産婦と胎児のwell-being（元気さ）を常に確認しながら、進行を見守っていく。

本項では、分娩第1期の産婦に見られる様子と、産婦が分娩経過の中で自由にとる体勢を尊重しながら行う観察とケアのポイントを示す。

分娩第1期の観察のポイント

- ◆潜伏期の観察
- ◆加速期〜極期の観察
- ◆分娩進行が早い産婦
- ◆分娩が遷延している産婦

入院時の観察とケア

- ◆視診　◆問診　◆触診
- ◆胎児心拍数モニタリング
- ◆バイタルサイン　◆内診
- ◆分娩進行と過ごし方のガイダンス

さまざまな体位での観察とケア

- ◆立位　◆歩行中　◆座位
- ◆膝手位（四つんばい）　◆側臥位

＊各体位での視診・触診・聴診・産痛緩和のケア

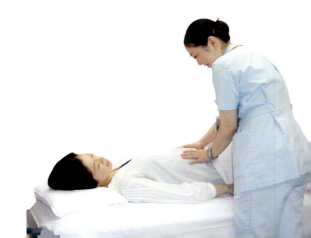

分娩第1期の観察のポイント

分娩第1期は平均約7〜14時間であり、
この期間の過ごし方が、分娩進行のカギとなる。
助産師は、産婦の様子や児心音などから得られる情報を
統合して分娩の進行状況を判断し、産婦をサポートする。

潜伏期の観察

分娩進行への心理的要因

順調な分娩進行には、産婦の心理的要素が強く働く。産婦が前向きな気分でいられるように、
心理的にプラス要因が増えるように働きかけていく。

産婦の様子

プラス要因	マイナス要因
● 間欠時*には、リラックスしている。 ● 医療者に、気楽に自分の感情や言葉を出せる。 ● 痛みや変化を受け入れ、主体的に本能的に振る舞える。 ● パートナーや家族に気をつかわず、率直にコミュニケーションがとれる。	● 間欠時*にも緊張している。 ● 医療者に感情や言葉を抑制している、あるいは過剰反応する。 ● 痛みや変化に混乱し、行動がぎこちない、あるいはパニックになる。 ● 夫、上の子どもや義母など、産婦が気をつかう人がいる。

*収縮が治まってから次の発作がくるまでの時間。

子宮収縮（発作と間欠）が始まると、自宅にいても「どのように病院に連絡しようか」「いつ入院しようか」と考え緊張状態にいる産婦が多い。その結果、緊張が高まり、実際に本来の子宮収縮よりも強くなっていることがある。そのため、入院後には無事に移動できたことに安心し、それまでより子宮収縮が弱くなることがある。

たとえば「5分ごとの陣痛です」と入院した産婦の腹部触診をするうちに、10分程度の間隔になってしまうことなどは、日常的に体験する。これは、助産師の触診という行為が、産婦にとっては"タッチング"というケアになるからである。

助産師が触診をし、「主訴と合わない」と感じ、産婦に「収縮が弱いですね」などと言うと、産婦は「自分が嘘を言っていると思われている」と感じて、傷つく可能性がある。「今の張りは弱めですか？」などとコメントしながら、「自宅では強かった」ことをまずは受け止めたい。自分の身体状況の変化にいちばん戸惑っているのは産婦だからである。

分娩進行の観察と頻度

陣痛周期が10分以内にある場合は、1時間に1回は産婦の状態を観察する。

観察

触診	児心音
● 発作の長さ／強さ ● 間欠の長さ　● 呼吸 ● 腹壁の温かさ ● 手足の冷え　など	● 「産婦人科診療ガイドライン 産科編 2023」では、分娩監視装置による胎児心拍数モニタリングと超音波ドプラによる間欠的児心拍聴取を行う方法が示されている（→p.65参照）。

CHAPTER 2

分娩期の助産技術

③・分娩進行の観察とケア

活動期〜最大傾斜期の観察

分娩第1期の後半、活動期〜最大傾斜期になると、陣痛発作はより強く長く、間欠は短くなり、様々な変化が現れる。産婦の状況とよく聞かれる発言をみていこう。

産婦の状況	産婦の発言
◇内分泌系の変化が大きく、悪寒や発汗がある	「どうやっても楽にならない」 「震えがくる」
◇自制困難な痛みに弱音をはいたり、怒りを表出したりする	「動きたくない」 「食べたくない」 「怖くなってきた」
◇血性分泌物が増加し、破水感を自覚する場合もある	「何かドロッとしたものが出た」 「パンッとした」 「流れる感じがした」
◇胎児が第2回旋に入るため、児心音の聴取部位が臍棘線下方から正中下方へと変化するとともに、仙骨部へと痛みが移動する	「便をしたい感じ」 「いきみたい」
◇陣痛間欠時に、エンドルフィンの分泌により"天使の休息"といわれる特徴的な眠気が現れる	「今、一瞬寝てた」

STUDY 分娩進行と骨盤の蝶番運動

骨盤は、仙腸関節を基点とした蝶番運動を行う。妊娠後期になると、卵巣、子宮、胎盤からリラキシンが分泌される。これは、仙腸関節や恥骨中央の軟骨部分、骨盤内の靭帯などを緩める作用があるため、分娩時の骨盤の可動性を高め、胎児の骨盤内通過を容易にするといわれている。

ファーラー位

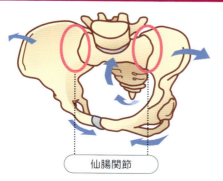

仙腸関節

分娩第1期前半には、ファーラー位をとると骨盤入口部から闊部にかけて骨盤腔が広がる。

前傾姿勢

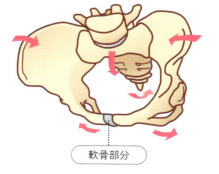

軟骨部分

反対に、胎児が出口部に向かっている第1期後半には、前傾姿勢をとると、骨盤峡部から出口部にかけて骨盤腔が広がる[1]。

分娩進行が早い産婦

　経産婦に限らず初産婦でも、分娩進行が早い場合がある。過強陣痛の場合は、胎児にとってもストレスになる。助産師は、産婦の状態を正しく判断し、次のようなサインに注意して観察する。

固まった状態

　産婦が身動きがとれない、いわゆる"固まった"状態になる。
　時に不穏となる。

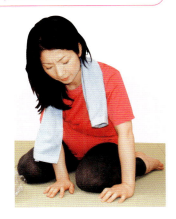

嘔気・嘔吐

　オキシトシン値が高まると子宮収縮が強くなり、胃の平滑筋も収縮するため、嘔気・嘔吐が生じる。

発汗、四肢に力が入る

　発作時に発汗が増え、四肢に力が入る。

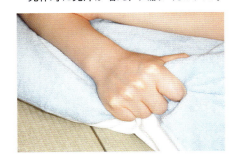

膝胸位になる

　子宮口全開大前から、発作時の努責（いきみ）により苦痛が生じることにより、産婦自ら陣痛発作時に自然に膝胸位をとることがある。膝胸位は、重力を回避して努責を逃すことができるため、産婦にとって過ごしやすい。

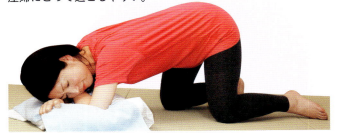

楽に過ごすために

側臥位（身体を横にする姿勢）、または膝胸位は、胎児の下降を緩めるため分娩進行を緩やかにするのに有効である。

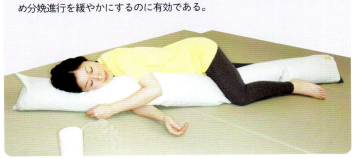

POINT
分娩進行が早い産婦のトイレでの墜落産に注意

　分娩進行が早い産婦は、早くから発作時に便意を感じることがある。便意を言葉どおりに受け止めてトイレを促すと、安堵とともに座位によって努責が加速し、墜落産の恐れがあるので注意が必要である。
　物静かで我慢しがちな産婦が、早くから便意を訴える場合には、主訴どおりに受け止めず、内診で精査する。

CHAPTER 2　分娩期の助産技術　③・分娩進行の観察とケア

75

分娩が遷延している産婦

　分娩第2期は経産で1時間、初産で2時間を目安に、分娩の完了を目指す。ただし、子宮口が全開しても努責が入らない場合などは、個別に対処する。胎児に影響の大きい時期であるため、分娩監視装置を装着する（→p.64参照）。骨盤入口部よりも児頭が高い分娩第1期には、ファーラー位などが適している。

　産婦の痛みの部位、児心音聴取部位、肛門抵抗、肛門哆開などを観察し、内診をていねいに行って精査することが重要である。

　分娩の進行が順調である場合は、産婦の苦痛や羞恥心を考慮して、内診は必要最小限にするが、進行が早い、あるいは遅い場合には、進行状況を把握するためにためらわず行う。内診時には、子宮口開大・展退・児頭下降度のほか、児頭の矢状縫合や小泉門の位置から回旋異常の有無も確認する（→p.67参照）。

　母児のリスクが予測され、経腟分娩が難しい場合は、産婦や家族に分娩経過の状況を説明する。微弱陣痛が原因と思われる場合は、疲労回復の援助を行い、分娩促進法を試みる。同時に医師へ報告し、リミットを協議して、分娩促進薬の使用を検討する。

分娩遷延と母体・胎児への影響

	第1期の分娩遷延	第2期の分娩遷延
母体への影響	・「いつまでも産まれない」ことで、自信をなくす。 ・身体的な疲労が蓄積しがちなうえに、嘔気や気分の落ち込みのために飲水や食事も滞りがちである。	・努責発作で分娩進行の実感があり、心理的にも元気になる。 ・「ゴールが近い」という感覚があるため、励まされれば飲水や食事もできる。
胎児への影響	・母体の栄養状態などが問題なければ、比較的影響は少ない。	・産道での停滞や、間断ない努責による脳血流量の減少があると、深刻な影響を及ぼす。

分娩進行を促す"トイレ効果"

　分娩第2期遷延時に活用されるのがトイレである。
　ベッドやソファにいる時に便意を催す感覚があると、通常は無意識のうちに抑制してしまう。これは、トイレットトレーニングによって後天的に学習した感覚であるが、特に若い女性にとっては違和感・抵抗感の強いものである。その点、トイレは安心して前傾姿勢になることができ、骨盤誘導線に沿った児頭の下降を促す効果がある。さらに、個室であるため、気持ちが落ち着き、分娩に集中できると感じる産婦が多い。
　ただし、努責が入る場合には、先進部への圧迫が強いため、収縮終了後の児心音聴取は必須である。

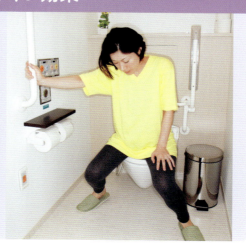

分娩進行を促す体位

分娩進行を促すには、身体を縦にする体勢、骨盤出口部を広げる体位、横隔膜が引き上げられるような体勢が有効である。

膝を深く曲げた体位

骨盤の出口部を広げるためには、低い椅子に座るように膝を深く曲げた体位が有効である。

分娩台やオーバーテーブルなどを利用することもできる。

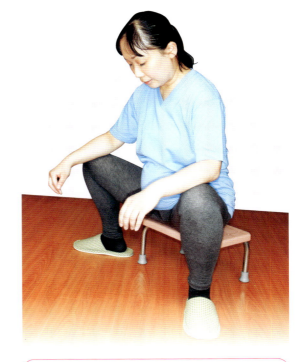

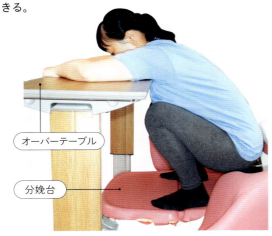

マックロバーツの体位

娩出が間近な場合、骨盤の出口部を開くのに有効なのはマックロバーツの体位である。これは、産婦本人が下肢を持つのは難しいことも多く、左右から医療者が補助するとより効果的である。

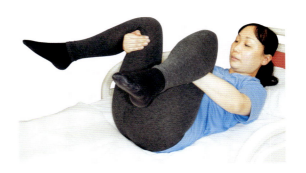

立位でぶら下がる体勢

立位では、両手を挙上してぶら下がるような、横隔膜が引き上げられる体勢が有効である。

臥位で両腕を伸ばす

臥位で、両腕を伸ばすことにより横隔膜が引き上げられ、立位でぶら下がる体勢と同様の効果が得られる。

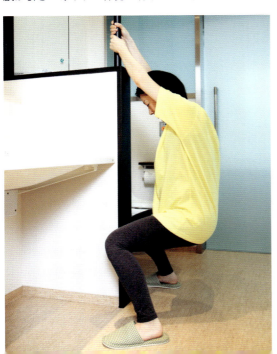

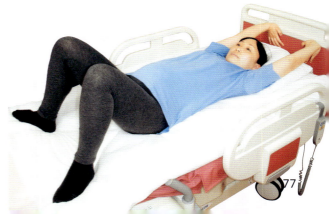

入院時の観察とケア

自然分娩の方針である産婦にとって、入院の時期や状況は様々で予測ができない。夜間の入院になることも多く、思いがけず破水からスタートすることもある。
分娩のスタート地点である、入院時に行うことを見ていく。

産婦や家族は、入院までの様々なエピソードを抱え、気持ちが高揚している。一方、助産師にとって分娩は日常業務であるので、両者には心理面での違和感が生じやすい。まず助産師は、産婦や家族の抱く不安と期待の大きさを受け止める。そのためには、入院までの経緯を傾聴し、ねぎらいの言葉をかけたい。

視診

産婦が現在の子宮収縮をどのように感じているかは、分娩進行を判断する重要な指標である。診察室へ案内する前、産婦が助産師と最初に出会った時から診察が始まることを認識したい。

1〈 助産師から挨拶 〉

最初に、助産師から挨拶して自己紹介する。通常は産婦も名乗るので、名前が確認できる。

> まずは挨拶して、自己紹介する。傾聴、ねぎらいの言葉を忘れずに

　こんにちは。○○です。よろしくお願いします。

　こんにちは。助産師の○○です。

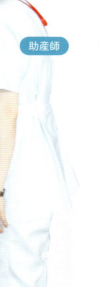

産婦 / 期待・不安 / 気分が高揚 / 助産師

2〈 初産か？経産か？ 〉

初経産の別を確認する。経産婦は、一般に進行が早いので注意する。

　初めてのお産ですか？

3〈 母子健康手帳を確認 〉

できれば産婦と一緒に母子健康手帳を見ながら、予定日・妊娠経過などを確認し、スムーズに必要な情報収集へとつないでいく。

　母子健康手帳を確認させて下さい。

78

問診

主訴から確認することは、「破水の有無」「出血・産徴の有無」「初発収縮の時間」「入院までの生活」の4点である。

問診順	問いのポイント	対処
1. 破水の有無 破水した感じがありますか？	◇ 破水の鑑別	ナプキンを交換してもらい、ブロムチモールブルー（BTB）*をチェックし、分娩監視装置を装着する。
	⇨ BTB陰性*の場合	ナプキンを当てて普通に過ごす。破水の可能性がないとは言い切れないため、胎児心拍をモニタリングしながら観察を続行する。
	⇨ BTB陽性*（破水）の場合	速やかに胎児心拍数モニタリング、破水の状況（色・量）の観察を続行、医師に報告する。
2. 出血・産徴の有無 出血していますか？	◇ 正常（産徴）か異常（出血）かの鑑別	ナプキンを交換してもらい、実際の量・色をチェックする。
	⇨ 産徴（粘りがある赤色）	ナプキンを当てて普通に過ごす。速やかに胎児心拍数モニタリングを行い、痛みの状況を観察する。
	⇨ 出血（凝血を伴う）	問診の段階で異常な出血が疑われ、収縮も強い場合には、胎盤早期剥離を疑い、速やかに分娩監視装置を装着すると同時に、医師へ報告して超音波断層撮影と静脈確保の準備をする。
3. 初発収縮の時間 収縮が10分以内になったのは何時頃からですか？	◇ 主訴の確認	分娩開始時期の目安として、主訴どおり記録しておく。
	◇ 前駆陣痛との鑑別	入院後の間欠や発作の状況は、主訴に頼らず、触診と併せて観察する。
4. 入院までの生活 朝食（直前の時間帯の食事）は食べられましたか？	◇ 分娩に備えた体力の査定	食べられるもの、飲めるものを家族と手配する。睡眠・排泄の状況も同様に把握しておく。

- 挨拶の延長として、トイレを促す前に確認するとスムーズである。
- ただし「たくさん流れています」と言う場合には、胎児状態の確認を優先する。

- 診察室に案内し、触診を行いながら問診するとよい。

＊ ブロムチモールブルー（BTB：bromothymol blue）は、羊水のpH測定法である。
　羊水のアルカリ性を化学的に測定し、試薬が黄色から青色に変化する状態を見て、破水の診断を行う（→p.70参照）。

CHAPTER 2
分娩期の助産技術
③. 分娩進行の観察とケア

触診

触診により、胎位・胎向、胎児先進部の下降状態、子宮収縮の状態、乳房、下肢の観察を行う。

1 ⟨ レオポルド触診法を行う ⟩
- 胎位・胎向は、妊娠中と同様である。
- 先進部の下降状態を確実に診察（第4段）する。

2 ⟨ 子宮収縮の強さ、長さ、間欠を観察 ⟩
- 入院して最初の子宮収縮は、ていねいに観察する。
- 客観的に収縮を感じる時間、間欠を少なくとも3～4回、分娩監視装置を装着していても直接腹部に触れて確認する。

3 ⟨ 乳房を観察する ⟩
- 初乳分泌の有無を確認する。
- 入院後、産婦が自ら乳頭刺激を行うことで、分娩促進につながることをオリエンテーションする。

4 ⟨ 下肢を観察する ⟩
- 浮腫・静脈瘤・冷えの有無を観察する。

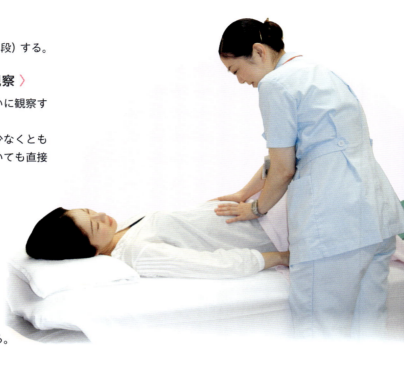

胎児心拍数モニタリング

入院時に最初に行う胎児心拍数モニタリング（admission test）は、胎児予備力の目安になる。
入院時には、できるだけ速やかに分娩監視装置を装着する（→p.64参照）。

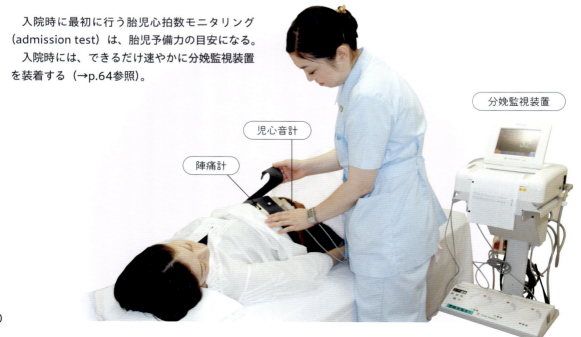

児心音計
陣痛計
分娩監視装置

バイタルサイン

体温・脈拍・血圧を測定する。胎児心拍数モニタリングの途中でも行う。
妊娠高血圧症候群（HDP：hypertensive disorders of pregnancy）など、血圧に注意が必要な場合は、座位もしくは臥位の同じ体勢で断続的に観察する。

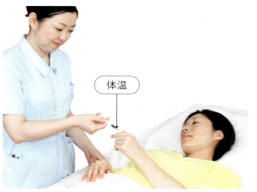
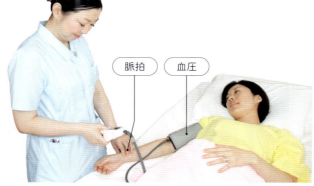

内診

入院時に最初に行う内診は、分娩進行の基準になる。妊婦健診での最終内診と比較し、子宮頸管開大、頸管成熟状態、児頭下降状態などを評価する（→p.67参照）。

POINT
内診時の留意点
- 目的を説明して深呼吸を促し、緊張を解く。
- 不要な露出を避ける。
- 原則として間欠時に行う。
- 指を挿入する際は、声をかけながら、優しくゆっくりと行う。

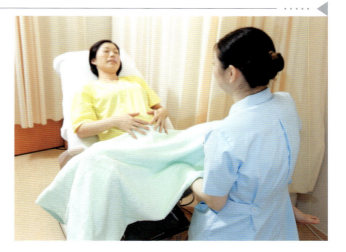

分娩進行と過ごし方のガイダンス

入院時には、産婦と家族にこれからの分娩進行の概要、過ごし方のガイダンスを行う。

〈 ガイダンス 〉

1 入院時の診察を総合し、分娩までにどの程度の時間を要するか、現在の段階での見通しを話す。

2 産婦本人のバースプランを再確認し、食事・睡眠・過ごし方・家族の時間調整などについて相談にのる。これは分娩期のケアの手始めとして、最も重要である。

さまざまな体位での観察とケア

妊娠経過に問題のない産婦には、入院後も日常生活動作を制限せず、自然なリズムで食事・排泄・入浴・気分転換を勧める。
必ずしも分娩進行の観察を臥位で行う必要はなく、
産婦にとって自然な体位で分娩期を過ごせることが重要である。
立位・歩行中・座位・膝手位・側臥位での観察とケアを見ていこう。

立位での観察とケア

分娩期に立位で過ごすことで、児の下降が促進される。また、立位からほかの体位へと、様々な体位への移行がしやすく、分娩の進行を促進する体位である。

しかし、長時間の立位を続けることで、産婦の疲労が増すこともあるので、産婦の状況、分娩進行をアセスメントし、上手に取り入れるとよい。

視診

1 〈表情を観察〉
- 笑顔が見られるなど余裕があるか？
- 眉間にしわを寄せるなど苦痛様になるか？
- 発作のたびに表情が毎回同じか？
- 発作の強さで表情が異なるか？

2 〈腹部の形状を観察〉
- 子宮底の高さ、腹部全体の下降度を観察する。
- 特に、児頭の骨盤嵌入に伴って、発作時に腹部がせり上がるような動きがあるかを見る。

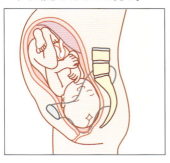

3 〈動作との関連を見る〉
- 特徴的な動作があるか？
- じっとしているか？
- 発作と動作との関連はどうか？

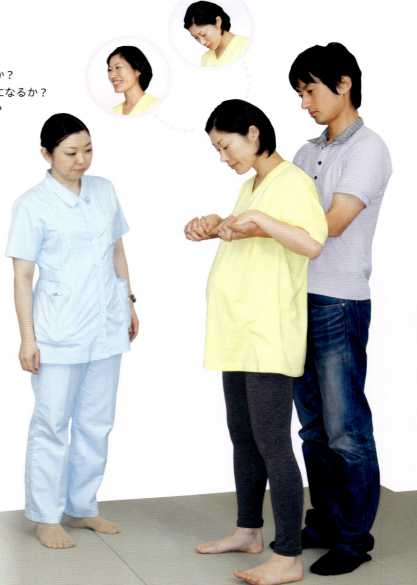

触診

1 〈 子宮収縮を観察 〉
- 産婦の脇に立つか、しゃがむ姿勢で児背側の腹壁上から腹部に手を当て観察する。
- 子宮収縮の強さ、長さ、ほかの体位の時との違いなどを観察する。

2 〈 冷えの有無を確認 〉
- 浮腫や冷えが出現していないかを確認する。

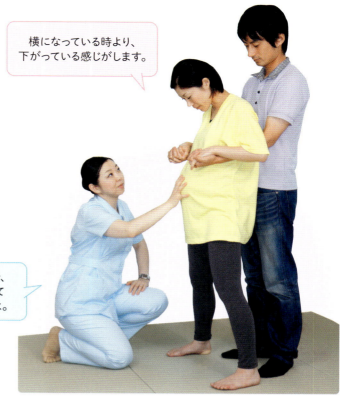

横になっている時より、下がっている感じがします。

立っていることで、赤ちゃんが下りてきやすいんですよ。

聴診

〈 胎児心拍を聴取する 〉
- 胎児心拍の聴診は、立位では臥位よりも、最良聴取部位が下方になる。
- 発作終了直後から最低30秒は聴取し、遅発性徐脈がないことを確認する。

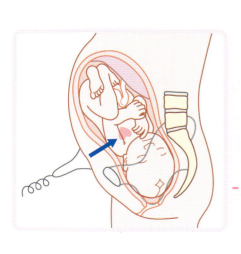

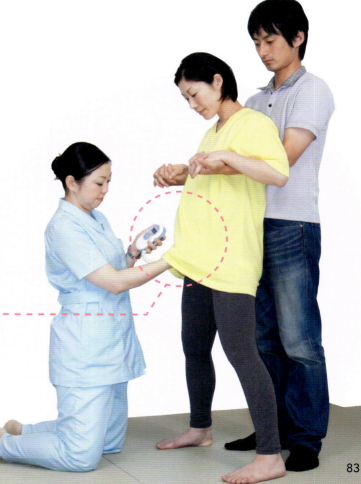

産痛緩和のケア

産痛緩和の
ケア〈立位〉

ケアの実際が
よくわかる！

〈 立位で腰を揺らす 〉

- 立位で腰を揺らす体勢は、分娩第1期前半で児が骨盤を下降するのを助ける。
- 子宮収縮発作で腰痛を感じる産婦は、この体勢で楽になることが多い。

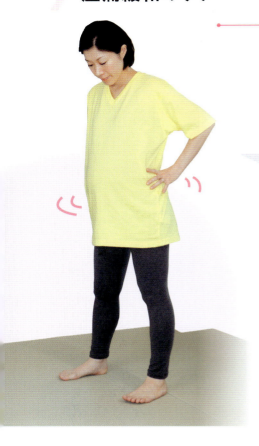

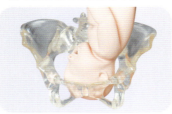

〈 ぶら下がる体勢をとる 〉

- ぶら下がるような体勢をとると、児が下降しやすい。
- 強度のある柱や洗面台の端を利用すると、自由に力を加減できる。

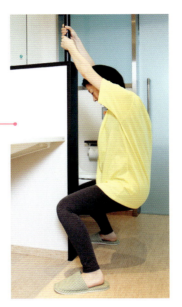

POINT
横隔膜が引き上がる体勢
- ぶら下がるような体勢は上肢が上に伸び、横隔膜が引き上がり、児が下降しやすい。
- 産婦が本能的にとりたくなる体勢といわれる。

〈 パートナーが前から支える 〉

- 収縮を強く感じる時には、支えがあるほうが楽に感じる。
- 膝を曲げると楽に感じる。
- ぶら下がるような体勢をとると、児が下降しやすい。

〈 パートナーが後ろから支える 〉

- 前から支えるより、産婦は上半身を預けられる。
- 分娩第2期に近づく頃になり、努責が入るようになると、産婦は全力ですがりつくようになる。
- 支える人も、膝を開く、壁にもたれるなど、体勢の工夫が必要である。

支える人も
体勢の工夫を。

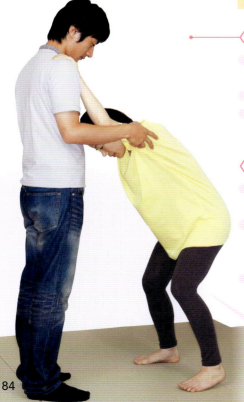

膝を曲げると楽。

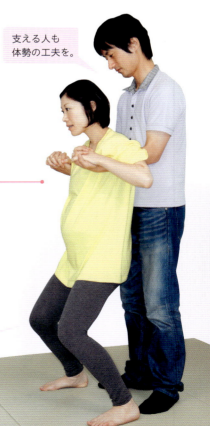

歩行中の観察とケア

分娩開始後は、産婦は動くことがおっくうになる。しかし、歩行は分娩進行を促進するよい方法である。歩く速さ、歩き方を観察することは、分娩進行をアセスメントするためのポイントとなる。

視診

1 〈 表情を観察 〉
- 笑顔が見られるか？
- 子宮収縮発作時に、苦痛様の表情になるか？
- 余裕があるか？

2 〈 動きを観察 〉
- 歩く速さはどうか？
- 歩く姿勢はどうか？
- 前かがみになっていないか？
- 発作が始まると立ち止まる？
- しゃがみこむ？

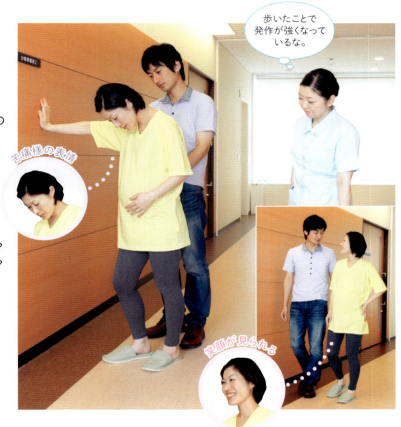

触診

1 〈 子宮収縮の強さを観察 〉
- 助産師は産婦の脇に立つか、しゃがんで、児背側の腹壁上から腹部に手を当てて観察する。
- 子宮収縮の強さ、長さ、ほかの体位の時との違いなどを観察する。

2 〈 冷えの有無を確認 〉
- 子宮収縮の強さを観察しながら、腹部・下肢が冷えていないかを観察する。

3 〈 感覚の変化を観察 〉
- 児の下降感や、肛門の圧迫感など、産婦の感覚の変化を観察する。

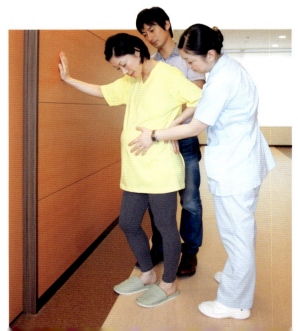

聴診

〈 コードレスの機器で胎児心拍を聴取 〉

- コードレスの分娩監視装置を用いると、歩行中でもモニタリングが可能である。食事中、トイレでも聴取できる。ただし、充電時間の制限があることに注意する。
- 本来、体位変換を頻繁に行うほうが、分娩促進には効果的である。誘発や促進など、継続的なモニタリングが必須である場合には、ファーラー位など、モニタリングの精度が上がる体位で行うほうがよい。

POINT
いつでも、どこでもチェック！
- 歩行したことで陣痛が強まったり、児の下降感を感じるなど、分娩進行に変化がみられたら、いつでも、どこでも児心音を頻繁にチェックしよう。

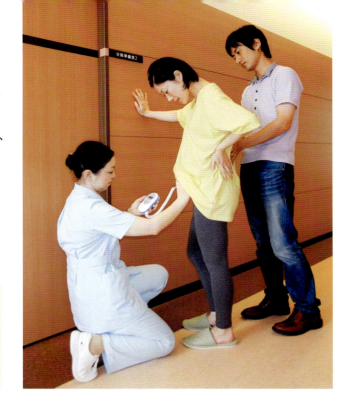

産痛緩和のケア

〈 歩行そのものが自然なケア 〉

- 立位の延長として歩行がある。歩行時には骨盤がリズミカルに動いて児の下降が促されるため、歩くことが自然な分娩促進のケアになる。

〈 頻繁にトイレへ 〉

- すべての体位に共通するが、頻繁にトイレに行くように促すことが骨盤への刺激になり、尿閉を防ぐケアにもつながる。

動画　産痛緩和のケア〈歩行中〉　ケアの実際がよくわかる！

出産は病気ではない！

陣痛開始後、病院に入院すると産婦の行動範囲が狭くなる。病院の陣痛準備室の環境は、一般の病室と大差ないことが多く、陣痛もあることから、ベッドに横たわってしまう傾向がある。分娩をスムーズに進めるためにも、歩行や排泄を促すことは大切なケアである。

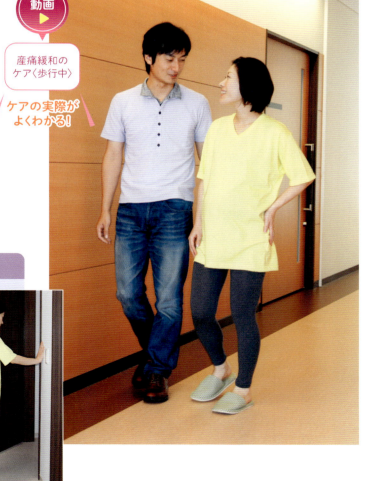

座位での観察とケア

座位になることで、児の下降が促される。
産婦自身が感じる体の感覚の変化や、姿勢などに注目し、観察してみよう。

視診

〈 表情・姿勢を観察 〉

- 座位では、前傾した体勢をとる産婦が多い。
- 太ももを強くつかむなど、子宮収縮発作時の姿勢の変化を観察する。

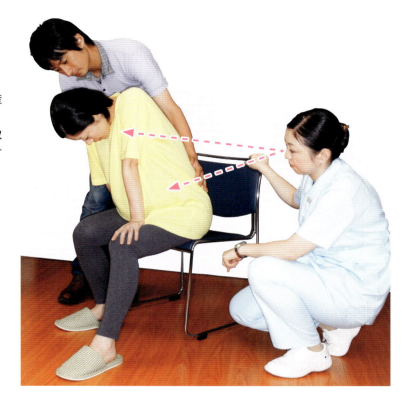

触診

〈 腹壁に直接手を触れてみる 〉

- 子宮収縮は、発作と間欠を測定する。

発作：子宮収縮が始まってから終了するまでの時間。
間欠：発作が治まってから、次の発作が始まるまでの時間。

- 触れた時に腹壁を介した子宮の硬さの変化を感じ取る。

POINT
子宮収縮時の硬さは？
- 子宮が収縮している時の硬さは、上腕に力こぶを作った時と同じ程度である。

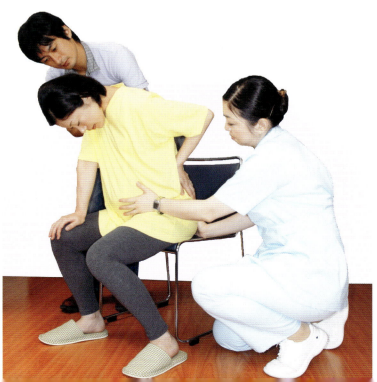

聴診

1 〈 超音波ドプラを用いる 〉

- 超音波ドプラ診断装置で胎児心拍を聴取する場合は、前傾姿勢では聴取しにくい。
- 膝を開き、間欠時に背を起こしてもらう。

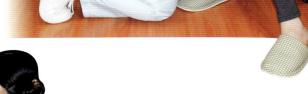

2 〈 分娩監視装置を用いる 〉

- 超音波ドプラと同様の体勢をとってもらう。
- 尖腹の場合や児が下降している場合は、発作時に児心音の聴取部位がずれがちである。
- 母体が前傾すると、児心音ではなく母体心音（下大動脈）を誤って聴取することがあるので注意する。
- 立位では腹壁が下降するため、分娩監視装置を用いる場合はベルトの位置や児心音計の角度に注意する。

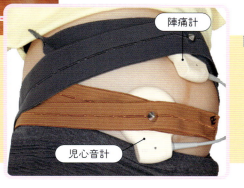

陣痛計
児心音計

POINT
分娩監視装置は、産婦の動きを妨げないよう装着

- 座位では、発作時に前傾するなど、産婦の体勢が変化する。正確に記録するためにあえて臥位にするようなことはせず、座位を保ちながら、児心音が観察できるよう装着する。
- 産婦の自由な動きを妨げないよう、時にはベルトではなく、ショーツで固定するなどの工夫も必要である。

産痛緩和のケア

〈 発作時には、息を吐く 〉
- 発作時には息を止め、全身に力が入りがちである。
- 発作時に息を吐くことで、意識して、できるだけ力を抜くよう促す。

〈 間欠時には、リラックス 〉
- 間欠時には、リラックスして休息をとり、楽になれるよう調整を促す。

● アクティブチェアが痛みの緩和に役立つ。

産痛緩和のケア〈座位〉
ケアの実際がよくわかる！

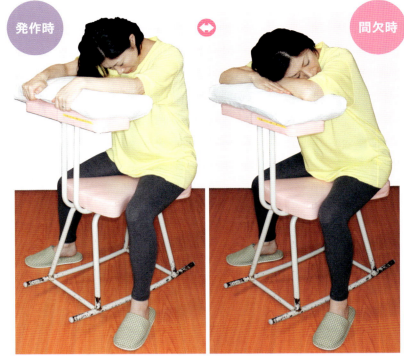

発作時 ⇔ 間欠時

〈 指圧・マッサージを行う 〉
- 座位では、肩や背中をもんでほぐしたり、指圧・マッサージなどが行いやすい（→ツボの位置はp.92参照）。
- パートナーにケアを促す。

〈 低い椅子、ボールを利用 〉
- 低い椅子、エクササイズ用のボールなどを利用し、産婦がやや前かがみで背を伸ばした姿勢をとる。
- 横隔膜が引き上がり、児が下降しやすくなる。

〈 肛門部を圧迫する 〉
- テニスボールやゴルフボールで、肛門部を圧迫する。

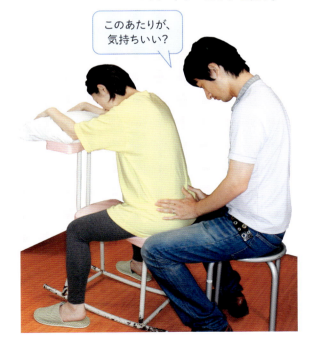

このあたりが、気持ちいい？

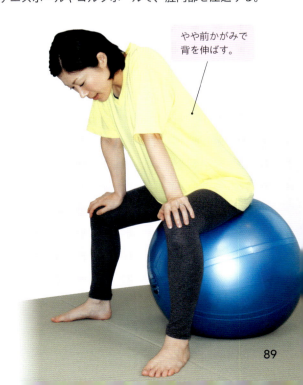

やや前かがみで背を伸ばす。

〈 足浴とツボ押し 〉
- 足浴を行う。
- 同時に、ツボ（三陰交）を押す。

POINT
ツボ押しの効果
- ツボ押しは、子宮収縮の促進に効果的である。
- 足浴時に助産師が三陰交を押したり、産婦が自分で合谷を押すとよい。

合谷　　三陰交

湯の温度は産婦の好みに合わせる。
三陰交が湯につかる程度の深さがあるとよい。

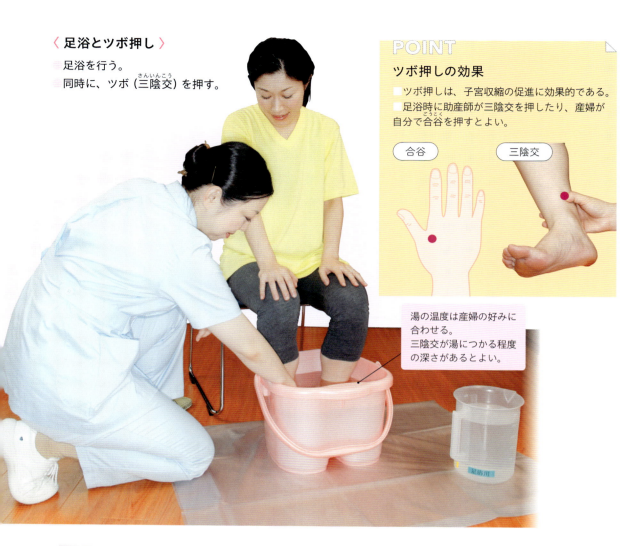

分娩第2期には…

分娩台で座位をとる
- 背の角度は、産婦の好みに合わせる。
- 努責がかかりやすいのは45度以上であるが、発作が強い場合にはつらく感じることも多い。

⇨p.100へ続く

分娩進行に問題がある場合
児心音に問題がある、収縮が弱すぎる、強すぎるなど、胎児に影響が出る可能性があり医療介入が想定される場合は、分娩台を活用する。

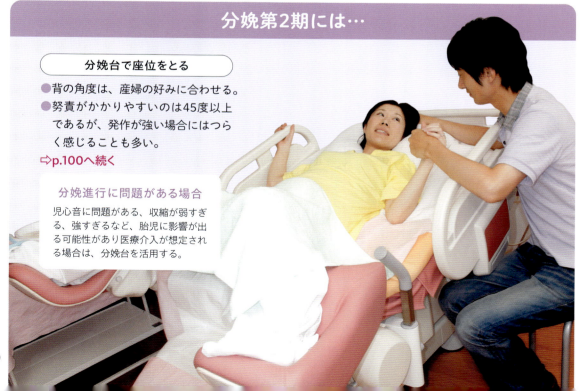

膝手位（四つんばい）での観察とケア

膝手位（四つんばい）は、腰痛の強い産婦の産痛緩和や、児の第2回旋を促すために効果的な姿勢である。母児の安全が保たれれば、このまま出産することも可能である。

視診

〈 全身状態を観察 〉

助産師は、産婦の側面に座る。
全身の状態、膝手位をとるタイミングを観察する。

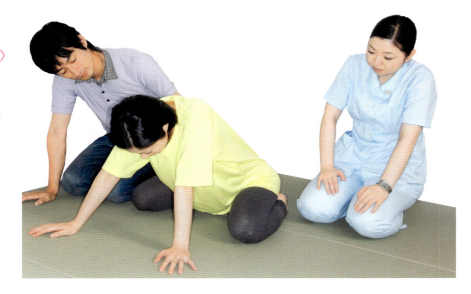

触診

〈 陣痛と胎向を観察 〉

助産師は、産婦の側面から触診を行う。
子宮底に指腹を当て、収縮の強さ、持続時間を観察する。
児背の位置の変化を観察する。

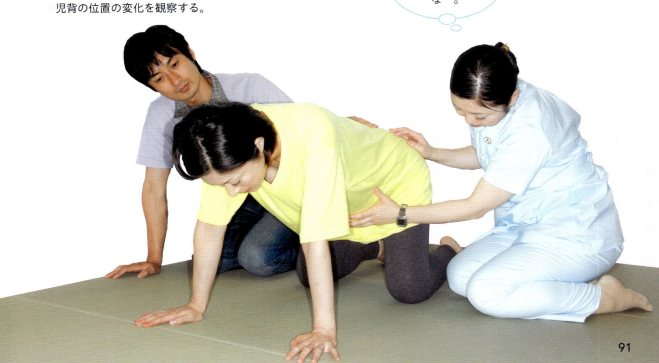

お腹の形が変わってきたな…。

聴診

〈 超音波ドプラを正中に当てる 〉
- 膝手位では、腹壁が下垂するため、児背が真下になることが多い。
- 腹部正中に超音波ドプラを当てることで、比較的容易に児心音を聴取できる。

〈 分娩監視装置を用いる 〉
- 聴診部位は超音波ドプラに準じる。
- 児が下降している時には、児心音計の頭側を腹壁に押しつけるようにすることで聴取できる（→p.94参照）。

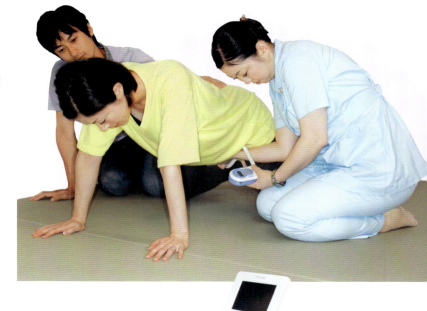

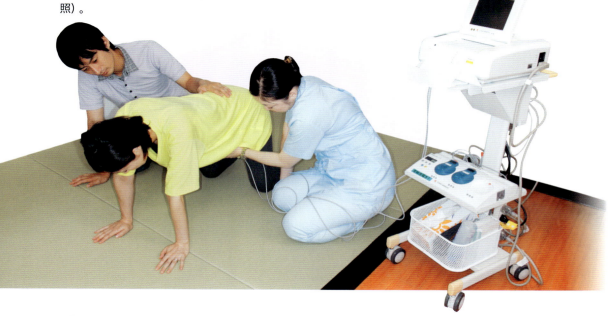

産痛緩和のケア

〈 肛門部を圧迫する 〉
- 肛門部を手掌、テニスボール、ゴルフボールなどで圧迫する。

〈 温罨法を用いる 〉
- 背中や腰など、産婦が痛みを感じる部分に温湿布・ホットパック・カイロなどを当てる。

〈 マッサージ・指圧を行う 〉
- 肩や背中のマッサージ、腎兪・志室・次髎などの指圧を行うとよい。
- 三陰交（→p.90参照）のツボ押しを行うと、子宮収縮促進に効果的である。

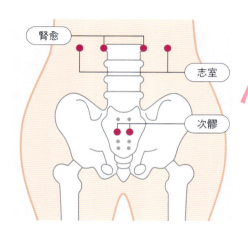

産痛緩和のケア〈膝手位〉
ケアの実際がよくわかる！

分娩第2期には…

分娩台で、膝手位をとる

- 分娩台で膝手位をとる場合には、補助台側に向く。
- 発作時・間欠時ともにパートナーが産婦の前から支える。

⇨p.108へ続く

足側（補助台側）を向く

分娩第3期の胎盤娩出や、仰臥位へと体位変換をしやすいよう、産婦は分娩台の足側を向いた膝手位をとる。

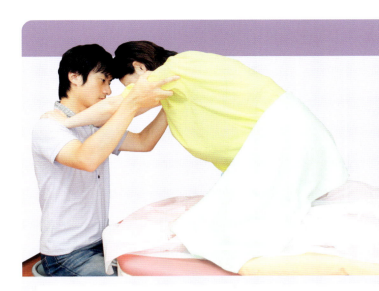

発作時
産婦が楽な姿勢をとれるよう、パートナーは後ろ向きでもよい。

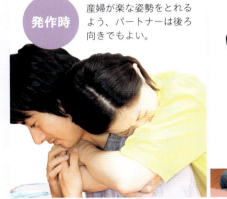

間欠時
間欠時には安心感があり、産婦がリラックスして休めるメリットがある。

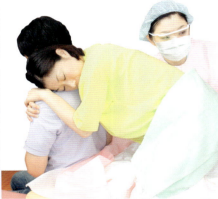

側臥位での観察とケア

側臥位は、産婦が比較的好む体位である。分娩経過が長い場合には休息をとったり、逆に経過が早い産婦に落ち着いてもらうためによい体位である。

視診

〈 全身の状態を観察 〉

助産師は、産婦の背側の足元に座る。全身の状態、力の入るタイミングを観察する。

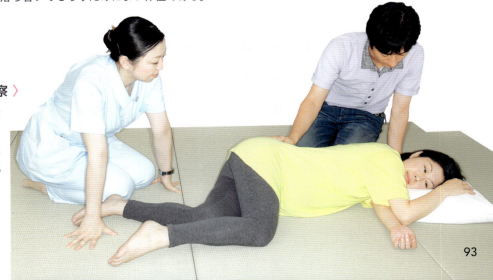

触診

〈 陣痛と胎向を観察 〉

- 助産師は、産婦の背後から触診を行う。
- 子宮底、または腹部の平らな部分に指腹を当て、子宮収縮の強さ、間欠を観察する。
- 児背の位置の変化を観察する。

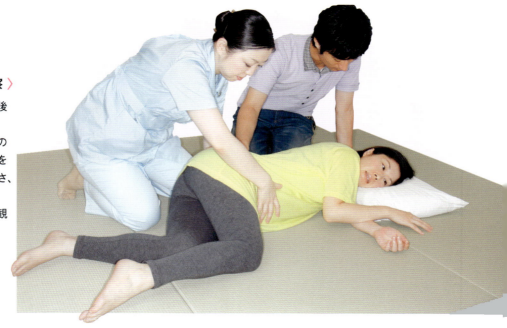

聴診

1 〈 超音波ドプラを正中に当てる 〉

- 腹部正中に超音波ドプラを当てることで、比較的容易に児心音を聴取できる。

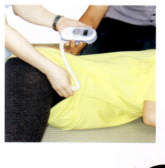

2 〈 分娩監視装置を用いる 〉

- 聴診部位は超音波ドプラに準じる。
- 児が下降している時には、児心音計の頭側を腹壁に押しつけるようにすることで聴取できる。

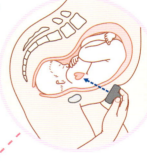

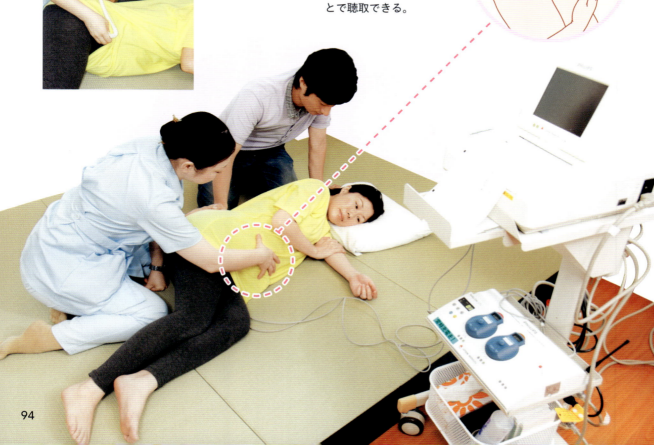

産痛緩和のケア

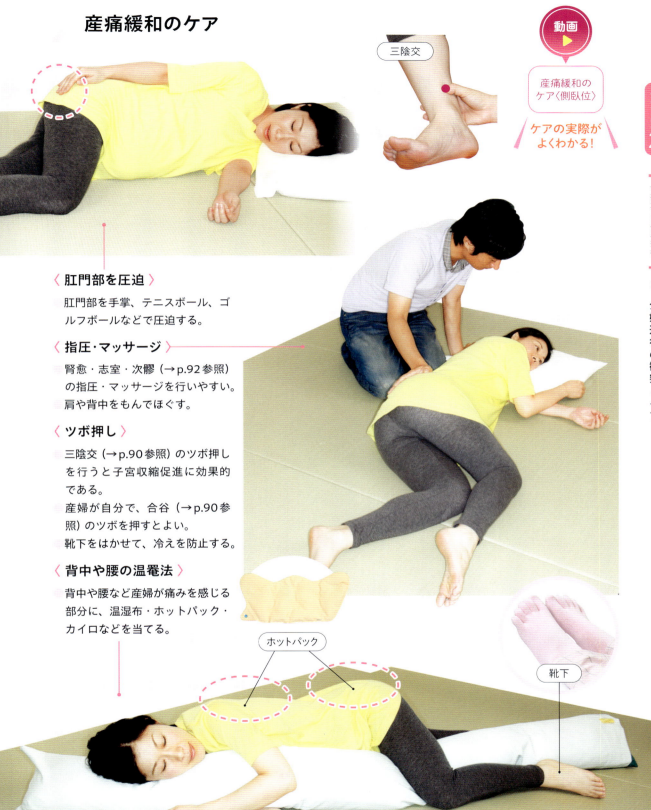

〈 肛門部を圧迫 〉
- 肛門部を手掌、テニスボール、ゴルフボールなどで圧迫する。

〈 指圧・マッサージ 〉
- 腎兪・志室・次髎（→p.92参照）の指圧・マッサージを行いやすい。
- 肩や背中をもんでほぐす。

〈 ツボ押し 〉
- 三陰交（→p.90参照）のツボ押しを行うと子宮収縮促進に効果的である。
- 産婦が自分で、合谷（→p.90参照）のツボを押すとよい。
- 靴下をはかせて、冷えを防止する。

〈 背中や腰の温罨法 〉
- 背中や腰など産婦が痛みを感じる部分に、温湿布・ホットパック・カイロなどを当てる。

三陰交

動画
産痛緩和のケア〈側臥位〉
ケアの実際がよくわかる！

ホットパック

靴下

分娩第2期には…

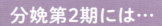

分娩台で側臥位をとる

- 側臥位の場合は、通常の分娩台でも体位がとりやすい。
⇨ p.114へ続く

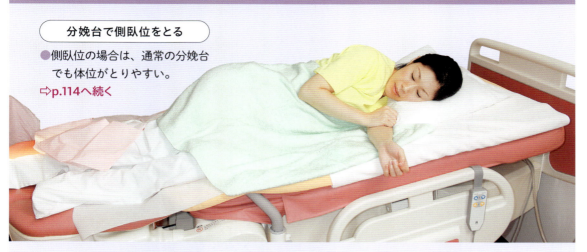

助産師は背側へ
直接介助の助産師は、背側に位置する。

パートナーは産婦の前へ
パートナーは産婦の正面に位置し、手を握るなどして支える。

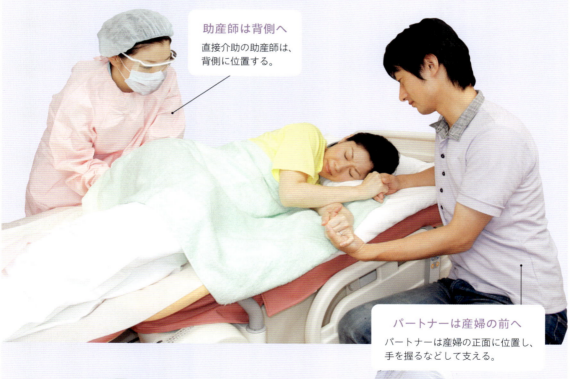

産婦の膝を支える
分娩が近づいたら、パートナーや間接介助者が、産婦の膝を支える。

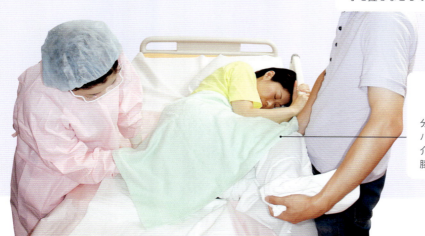

96

COLUMN 産婦を支えるための心がけ

見守ることが最大の援助

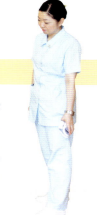

産婦が安心し快適に分娩期を過ごすことは、その後の育児にも影響するといわれている。

分娩進行が順調であると保証できた時には、自然経過に寄り添い、見守ることが最も大切な援助である。

産婦が必要とした時に、共に対処を考えるというスタンスがよい。

結果として、産婦が「自分で産めた！」という自信につながるように、助産師が"黒子"に徹するような見守りが望ましい。

分娩経過は折に触れて解説

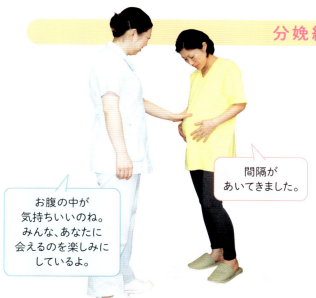

お腹の中が気持ちいいのね。みんな、あなたに会えるのを楽しみにしているよ。

間隔があいてきました。

最も身近にいる助産師が「現在の進行状態がどうなっていて、次にどうなるのか」について、産婦や家族が理解できるよう、折に触れて説明していくことが安心感と医療者全体への信頼感につながる。

分娩介助にあたる助産師は、日頃から知識、技術の習得に努め、的確な判断を行うと共に、医療スタッフとして良好なコミュニケーションがとれるように研鑽していく必要がある。

何より、解放感・安心感を！

分娩には、必ずしも"特殊な呼吸法"が必要なわけではない。妊娠中から準備を行う場合は、画一化した呼吸パターンの練習ではなく、ヨガやイメジェリー（イメージトレーニング）などを行い、呼気に伴って解放された身体感覚を体感することが有効である。

分娩進行が早い場合、自分の身体の変化についていけないというパニックから過換気に陥る場合もある。これを是正するには、呼気をゆっくり行うように誘導する、肩を抱くなどのボディタッチ、お茶を勧めるなどが効果的である。紙袋を口元へ当てる方法は勧められていない。

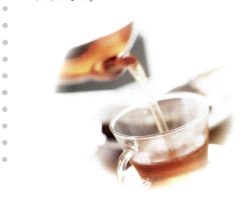

CHAPTER 2
分娩期の助産技術

4. 分娩体位別の介助法

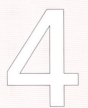

分娩進行とともにしだいに子宮収縮発作は強まり、間欠時間は短縮していく。

通常、産痛に合わせて、産婦が本能的にとる体位が胎児にとっても負荷が少ないといわれている。どんな体位であっても、安全に分娩を終了できるように、すべての体位で胎児心拍のモニタリングは入念に行う。

そして、体位別の特徴をつかんで介助を行いたい。

本章では仰臥位、膝手位（四つんばい）、側臥位の3つの体位での分娩介助を紹介する。そのほかには立位、スクワットなどの体位が考えられるが、骨盤と重力の関係からは膝手位と同様であるため、代表的な3つの体位とした。この3つの体位の介助法で研鑽すれば、応用が可能である。

分娩介助の前に

◆ 体位別の娩出力の方向
◆ 分娩野の清潔

仰臥位での分娩介助

◆ Process 1　排臨から第3回旋後まで
◆ Process 2　第4回旋から娩出終了まで
◆ Process 3　臍帯の切断
◆ Process 4　臍帯血採血

膝手位（四つんばい）での分娩介助

◆ Process 1　排臨から第3回旋後まで
◆ Process 2　第4回旋から娩出終了まで

側臥位での分娩介助

◆ Process 1　排臨から第3回旋後まで
◆ Process 2　第4回旋から娩出終了まで

分娩介助の前に

分娩体位によって娩出力の方向に違いがある。
分娩介助においては、それぞれの特徴を理解し、
介助を行うことが重要である。
また、分娩野の清潔についても紹介する。

体位別の娩出力の方向

A：骨盤誘導線＝胎児娩出力　B：胎児の体重＝重力　C：合成ベクトル＝会陰保護の必要性

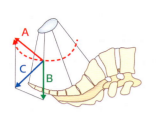

仰臥位
上半身の角度が娩出力調整のポイント

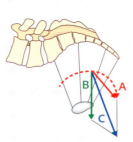

膝手位
児体重を支え、Aをスムーズに連続することがポイント

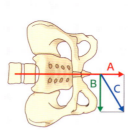

側臥位

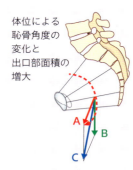

体位による恥骨角度の変化と出口部面積の増大

スクワット
加速する胎児娩出力の調整がポイント

分娩野の清潔

　分娩野は、手術野と同様に清潔であることが理想とされ、新生児と母体の感染予防に必要なものとされてきた。分娩介助を始める際に、消毒液を用いて念入りに外陰部消毒を行ってきた施設が多い。

　しかし、近年、分娩進行中の産婦にとって自由に体位を変換するメリットの大きさが認識され、消毒後であっても体位変換が優先されるようになった。その結果、外科手術のような清潔野の確保については必要性が議論されている。

　一方で、健康な産婦の外陰部に存在するのは常在菌だけであり、消毒する必要がないという根拠が提示され、便・血液・羊水などの有機物がある場合のみ、それを拭き取る方法が望ましいと考えられ始めている。

　新生児が健康な母親の皮膚に早く触れることで、常在菌を獲得するメリットがあることもわかってきた。したがって、分娩進行を産婦が自分で確認するために、排臨時の児頭に素手で触れることには問題はない。しかし、体液暴露*の可能性のある分娩介助時には、医療者には手術に匹敵する防護用具が必要である。

　感染管理の考え方や対処状況、実施状況において、産科医療全体が過渡期にある。産婦・医療者の双方に根拠のある方法で対処できるよう、施設ごとに設定していくことが望ましい。

＊血液や分泌物、羊水などが介助者の皮膚・粘膜に付着すること。

〈 清拭手順 〉

1 スポイトに水道水を入れ、人肌程度に加温する。

2 未滅菌の手袋を装着し、便・尿・血液や羊水などの有機汚れがある部分のみ、スポイトの水で浸した角綿（2〜3枚）で拭き去る。

3 清拭後、分娩マットを敷く。

仰臥位での分娩介助

仰臥位は、緊急時に医療介入のしやすい体位である。母体や胎児に何らかのリスクがある場合には、仰臥位での分娩を選択する。

＊ここでは、第2頭位の場合を示す。

Process 1 排臨から第3回旋後まで

動画 ▶ 仰臥位での分娩介助 娩出と介助の流れが見える！

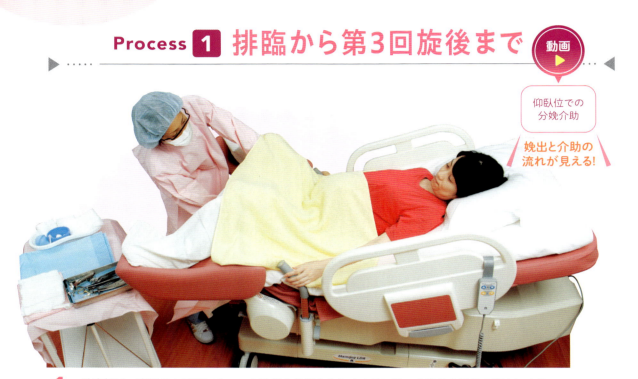

1 助産師は、産婦の右手側に立つ。介助者の負担を少なくするには、分娩台を腸骨の高さにする。

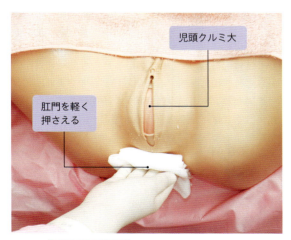

児頭クルミ大
肛門を軽く押さえる

2 排臨まで

右手で綿花とガーゼ越しに肛門を軽く押さえ、子宮収縮発作時にクルミ大（直径3〜4cm）に児頭が見える（排臨）程度まで待つ。

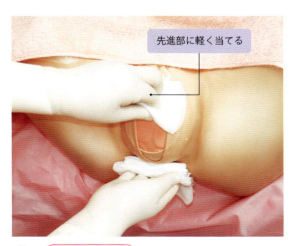

先進部に軽く当てる

3 排臨後

排臨を過ぎたら、左手指を先進部に軽く当てて発露を待つ。

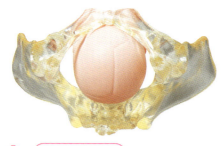

4 発露

間欠時にも児頭が引き戻らなくなったら、左手を児頭に当てる。
右手掌は肛門の中心に当て、手指は会陰に沿って広げる。

- 押さえ込まず、肛門を下から軽く持ち上げる方向で支える。

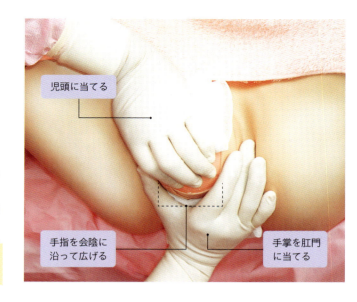

児頭に当てる
手指を会陰に沿って広げる
手掌を肛門に当てる

5 第3回旋

恥骨弓下を児頭が過ぎ、第3回旋が起きる。
児の後頭結節が通過すると、当てた手に感覚が伝わってくる。
左手の指先側を緩めていく。右手掌は小指丘で肛門をカバーし、手指側は緩めていく。

POINT
産婦への声かけ
- 産婦は、娩出のエネルギーを最大に感じている。
- 児頭の急な娩出を防ぐために、この段階で強く努責しないよう、絶えず声をかける。

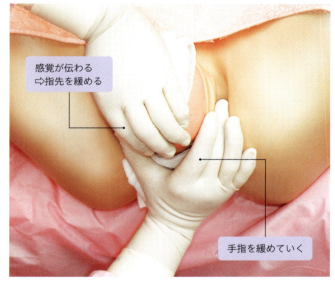

感覚が伝わる
⇨指先を緩める
手指を緩めていく

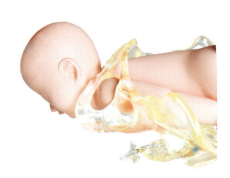

6 児頭娩出

収縮の強さと産婦の努責感に合わせて、児頭が娩出するように両手を緩めていく。

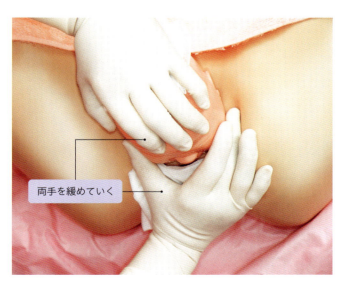

両手を緩めていく

101

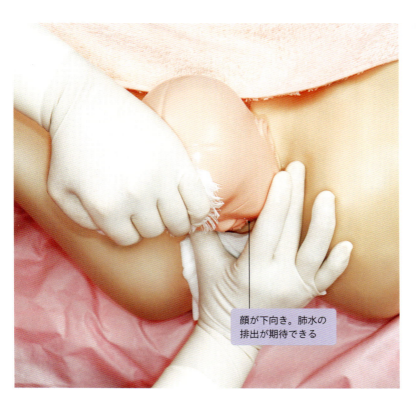

7 〈顔を拭く〉

児の鼻を下に向かって拭く。仰臥位では児頭は通常下を向くため、肺水の自然な排出が期待できる。
発作が強い場合には、直ちに第4回旋が始まってくるので注意する。

- この段階で、第一啼泣が始まる場合もある。

顔が下向き。肺水の排出が期待できる

Process 2 第4回旋から娩出終了まで

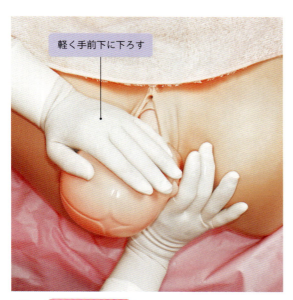

軽く手前下に下ろす

1 第4回旋

左手を児の側頭部に軽く当て、軽く手前下に下ろす。

- 発作が強い場合、児が小さい場合には手前下に下ろす力を弱めにする。

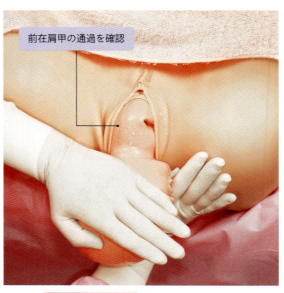

前在肩甲の通過を確認

2 前在肩甲娩出

児の前在肩甲が、明らかに通過するのを確認する。収縮が強い場合、児が小さい場合には、急な娩出がありうるので注意する。

> 後在肩甲娩出

左手で児頭を下から支える方法

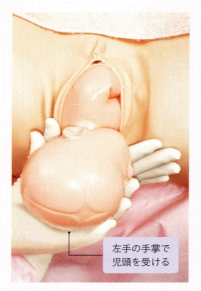
左手の手掌で児頭を受ける

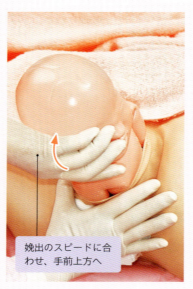
娩出のスピードに合わせ、手前上方へ

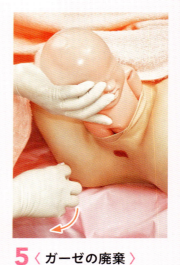

3 左手を素早く児頭の下に回し、手掌で受ける。

4 左手の手掌で児頭を持ち、娩出するスピードに合わせて、手前上方向に引き上げる。

5 〈ガーゼの廃棄〉
肛門に当てていたガーゼ・綿花は、便が排出している場合があるので、汚染に注意して素早く廃棄する。

> **POINT**
> **臍帯巻絡がある場合**
> ■肛門に当てていたガーゼ・綿花を廃棄し、右手で臍帯を肩から体幹側に引き下ろしてから、後在の腋窩に右手第2指を差し入れる。

左手で児頭を上から包み込む方法

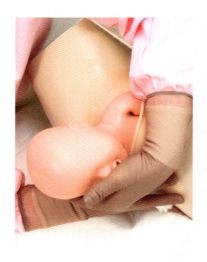

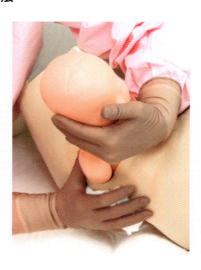

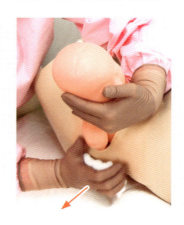

3 左手を児頭の上から回し、手掌で顔を包み込むように支える。

4 娩出するスピードに合わせて児頭を上に引き上げ、後在肩甲を出す。

5 〈ガーゼの廃棄〉
右手で肛門に当てていたガーゼ・綿花を廃棄する。

体幹娩出

腋窩に第2〜第5指を差し入れる方法

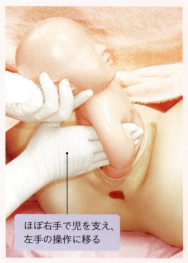
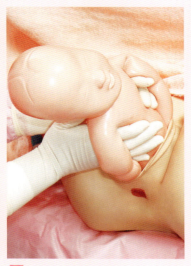
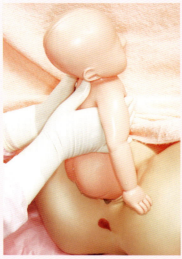

ほぼ右手で児を支え、左手の操作に移る

6〈 後在肩甲の把持 〉
後在の腋窩に右手の第2〜第5指を差し入れ、手掌で体幹を支える。

7〈 前在肩甲の把持 〉
左手で、前在の腋窩に第2〜第5指を差し入れて体幹を支える。

8 両手で児の体幹を優しく包み込むように把持し、骨盤誘導線に沿って娩出を助ける。

腋窩に第1・第2指を差し入れる方法

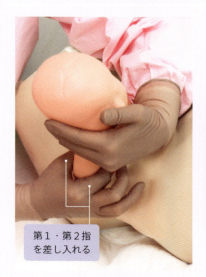
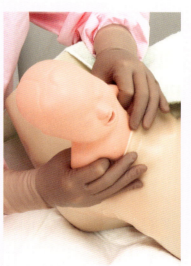
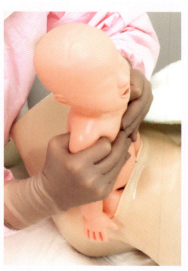

第1・第2指を差し入れる

6〈 後在肩甲の把持 〉
後在の腋窩に右手の第1・第2指を差し入れ、上腕の外から体幹を把持する。

7〈 前在肩甲の把持 〉
前在の腋窩に左手の第1・第2指を差し入れ、同様に上腕の外から体幹を把持する。

8 両手全体で体幹を支え、骨盤誘導線に沿って娩出させる。

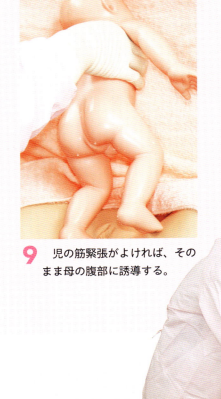

9 児の筋緊張がよければ、そのまま母の腹部に誘導する。

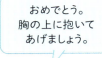

おめでとう。胸の上に抱いてあげましょう。

間接介助のスタッフとよく連携し、産婦に児を迎える準備を勧める。

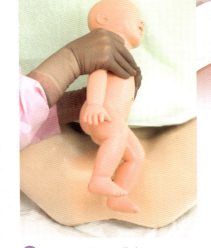

9 母の腹部に誘導する。

CHAPTER 2　分娩期の助産技術　4. 分娩体位別の介助法

Process 3 臍帯の切断

1 胎盤と胎児をつなぐ臍帯を切断するために、臍帯の母体側と胎児側とをコッヘル止血鉗子（A・B）でクランプし、血流を遮断する。コッヘル止血鉗子を留める位置は、母体側・胎児側から4〜5cmの位置が目安となる。
さらにBの鉗子の胎児側で、臍輪部から2〜3cmの位置に臍帯クリップを留める。

- 臍帯が太い場合は、コッヘル止血鉗子で圧挫してからクリップを留める。
- コッヘル止血鉗子で2か所留めるのは、動脈血ガス分析用の血液（臍帯血）を採取するため。

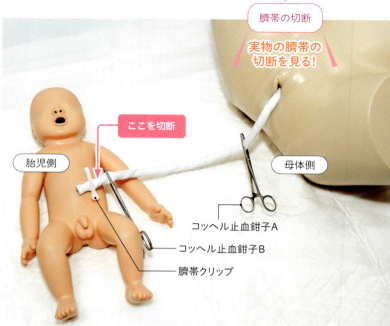

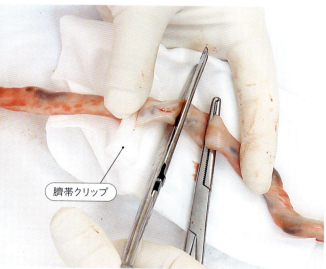

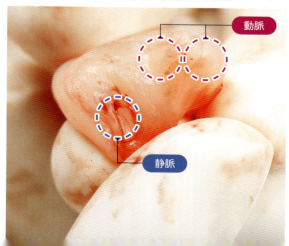

2 切断時には血液が飛散するため、ガーゼで保護しながら、臍帯クリップとBのコッヘル止血鉗子の間で、臍帯クリップから約1cmの位置を切断する。

POINT
切断のコツ
- ハサミの先端で刃を細かく動かしても、臍帯が切りにくいため、ハサミの根本部分を使ってゆっくりと挫滅するように刃を引きながら切断する。
- 新生児を傷つけないよう、刃先が手掌にくるように左手指全体で臍帯を覆いながら切断する。

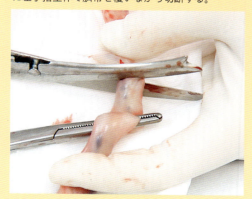

3 ガーゼで胎児側の臍帯切断部を拭き、出血の有無や、血管が3本（静脈1本、動脈2本）通っていることを確認する。

Process 4 臍帯血採血

臍帯血採血
実物の臍帯の採血を見る！

動脈
静脈

1 穿刺する血管を確認する。通常、臍帯には1本の静脈と2本の動脈があり、3本がらせん状に走行している。

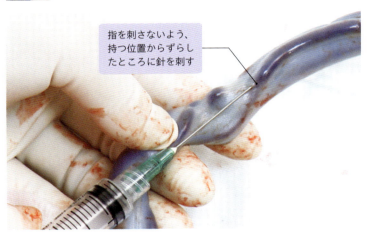

指を刺さないよう、持つ位置からずらしたところに針を刺す

2 採血は動脈で行う。動脈の位置を確認し、ゆっくりと針を穿刺する。血管内に針が入ったら、それ以上押し込まないようにする。
採取には時間をかけないようにする。

- 注射針を押し込み過ぎて、血管を突き抜けたり、臍帯を持つ自分の指を刺さないよう注意する。

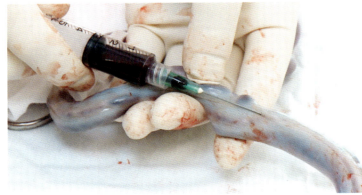

3 可能ならば、臍帯血を2〜3mL採取する。

4 採取後は、すぐに動脈血ガス分析装置にセットし、血液成分を分析する。

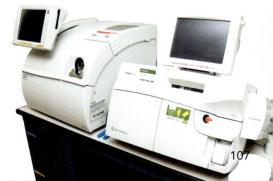

POINT
採血の留意点
- 時間が経つと血液が固まり、血液を採取できなくなるため、より迅速に行うことが重要。
- 採取した血液が凝固しないよう、あらかじめシリンジ内に抗凝固剤を0.2mL程度入れておく。

膝手位（四つんばい）での分娩介助

活動的な産婦や腰痛の強い産婦は、自然に膝手位をとることが多い。ほかの体位に比べ、分娩介助の際、会陰を目で観察することがむずかしく、手の感覚が大切である。

＊ここでは、第2頭位の場合を示す。

動画　膝手位での分娩介助
娩出と介助の流れが見える！

Process 1　排臨から第3回旋後まで

排臨まで

1 綿花とガーゼ越しに肛門を軽く押さえ、子宮収縮発作時に児頭が見えるのを待つ。用いる手は、左右どちらでもよい。

- 仰臥位以外の体位で、児頭がクルミ大に見える時は、仰臥位での発露に近い。

2 助産師は、産婦の右足側に立つ。児頭がクルミ大に見えたら、産婦の腹部側から手を回す。

- 肛門を軽く押さえる
- 児頭クルミ大

POINT
産婦の向き
- 産婦は、分娩台の足方向に頭を向けた体勢をとる。
- 足側を向くことで、分娩後に臥位の体位へとスムーズに移行できる。

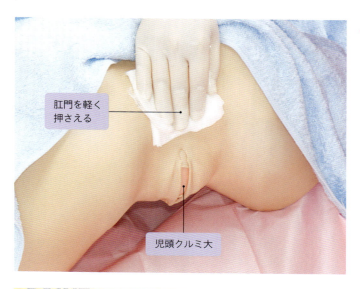

赤ちゃんの頭がはさまっているのがわかります。

張りがきたら、ハーハーと息を吐いていきましょう。

- 産婦の腹部側から手を回す
- 助産師は産婦の右足側に立つ

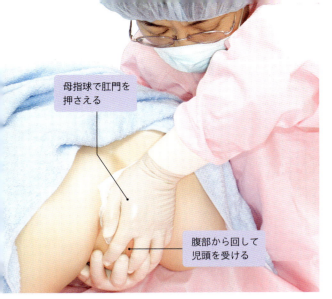

母指球で肛門を押さえる

腹部から回して児頭を受ける

3 発露

左手の母指球でガーゼ越しに肛門を押さえ、右手は産婦の腹部から回して、両手で児頭を受ける。双手指を交互に組んで当てると、娩出してくる児頭を感じられる。
産婦の上半身が起き上がっている場合には、発作のピークで娩出しないように抑制する。

> 先進部を直接見ることができないが、右腕が産婦の腹部に直接触れて、子宮発作を感じて備えられるため、介助に支障はない。

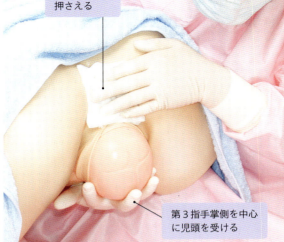

指先で肛門を押さえる

第3指手掌側を中心に児頭を受ける

4 第3回旋

児の後頭結節が通過すると、圧迫が弱まるのがわかる。
左手は、肛門を指先で押さえるようにする。右手は第3指の手掌側を中心にして児頭を受ける。

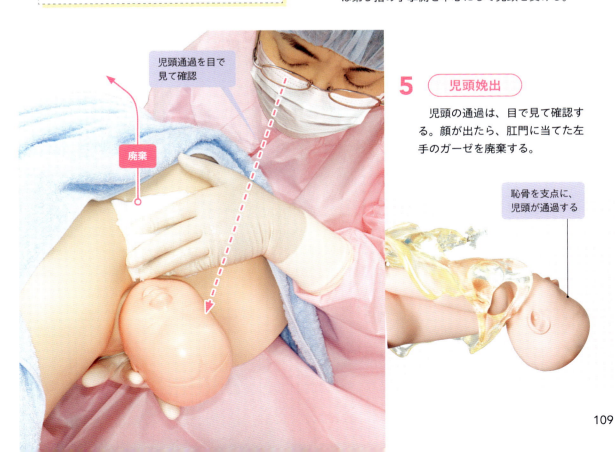

児頭通過を目で見て確認

廃棄

5 児頭娩出

児頭の通過は、目で見て確認する。顔が出たら、肛門に当てた左手のガーゼを廃棄する。

恥骨を支点に、児頭が通過する

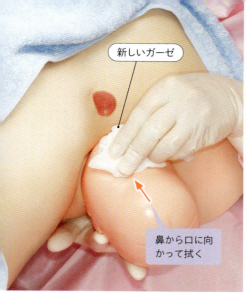

6 ⟨顔を拭く⟩
左手で新しいガーゼを取り、児の鼻から口に向かって拭く。

7 第4回旋前
肩甲娩出に備えて、両手の第3指と第4指の間で児の頸部をはさむように当てる。

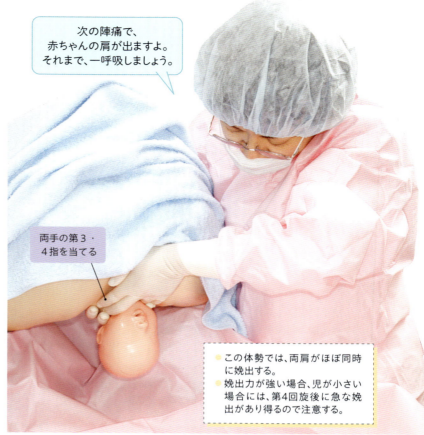

次の陣痛で、赤ちゃんの肩が出ますよ。それまで、一呼吸しましょう。

- この体勢では、両肩がほぼ同時に娩出する。
- 娩出力が強い場合、児が小さい場合には、第4回旋後に急な娩出があり得るので注意する。

Process 2 第4回旋から娩出終了まで

1 第4回旋
回旋が起きると、間もなく両肩が手掌中に入ってくるのがわかる。

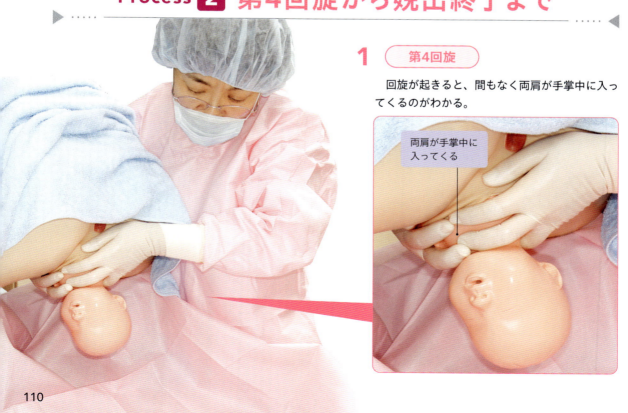

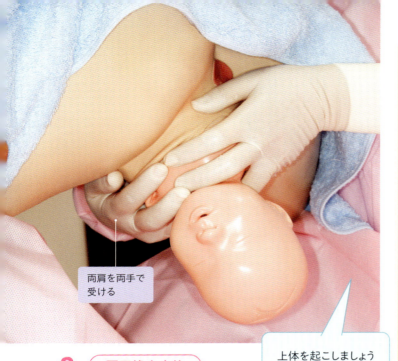

両肩を両手で
受ける

POINT
進みすぎに注意

■児の肘近くまで娩出が進むと、産婦が起き上がった時に分娩台面に児頭が当たって、方向転換しにくくなる。

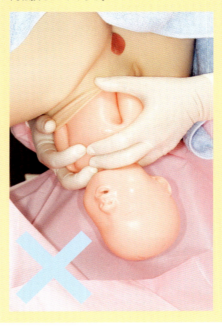

2 　肩甲娩出直後

両肩をいったん両手で受ける。同時に、産婦に「上体を起こしましょう」と声をかけて、体位変換する。
産婦は、娩出のエネルギーを強く感じている。ここで一気に娩出すると、児の位置が高いため、児の落下などに注意が必要である。

上体を起こしましょう

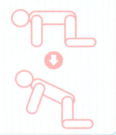

3 　肩甲娩出

右手を深く回し入れ、第2〜第4指で、後在側の肩甲を産婦の腹部側に誘導する。

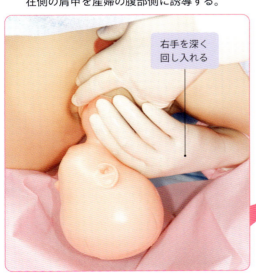

右手を深く
回し入れる

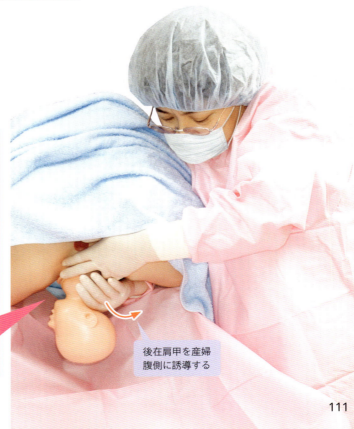

後在肩甲を産婦
腹側に誘導する

4　体幹娩出

右手で後在肩甲を産婦の前に誘導してくると、自然に児頭と肩甲で児の体重を支えられる。左手は、産婦の肛門あたりでそのまま待つ。

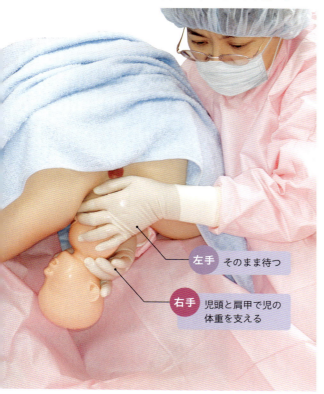

- 左手　そのまま待つ
- 右手　児頭と肩甲で児の体重を支える

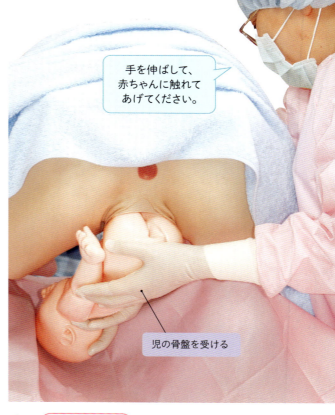

手を伸ばして、赤ちゃんに触れてあげてください。

児の骨盤を受ける

5　下肢娩出

左手で児の骨盤を受ける。

- 娩出力が強いと、下半身が一気に娩出するので注意する。

6　娩出終了

両手で児を受けて、産婦の前に誘導する。

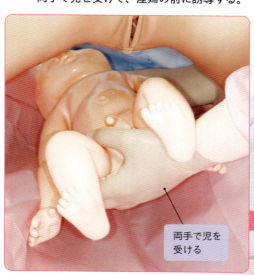

両手で児を受ける

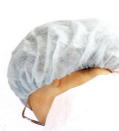

元気に泣いていますね。

産婦の前に誘導する

7 児の筋緊張がよければ、産婦に声をかけて児を受けることも可能である。
間接介助のスタッフとよく連携し、産婦に児を迎える準備を勧める。

> **POINT**
> **児を娩出したら**
> ■まずは、母子の対面の時間を大切にしながら、出血の状態を確認する。
> ■母子ともに問題がなければ、母親が児に集中できる環境を整える。

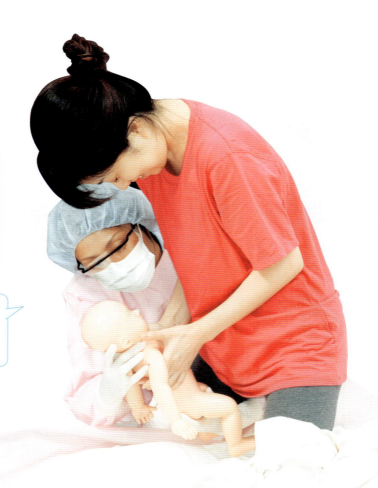

「まだ、臍の緒がつながっていますよ。赤ちゃんを抱っこしてみましょう。」

8 滑りやすいので、タオルなどで児を包んで抱き取る。羊水などを拭き取った後のタオルは、交換する。

「赤ちゃんが寒くないように身体を拭いてあげましょう。」

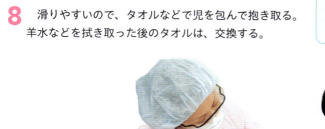
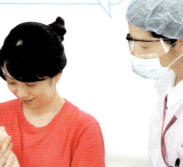

> **POINT**
> **新生児の低体温防止**
> ■児の身体が羊水でぬれていると、蒸散による低体温を起こしやすい。
> ■母親に抱き取ってもらいながら、水分はよくぬぐう。

側臥位での分娩介助

側臥位は、分娩進行が穏やかな場合は休息がとりやすい。
反対に、進行が急速な場合は、側臥位になることで一呼吸でき落ち着くため、この体位を好む産婦が多い。

＊ここでは、第2頭位の場合を示す。

動画
側臥位での分娩介助
娩出と介助の流れが見える！

Process 1 排臨から第3回旋後まで

POINT
左向きか右向きか
■左側臥位になるか、右側臥位になるかは、産婦が安楽に感じるほうでよい。
■一般的には、児背が下になる側を好む産婦が多い。

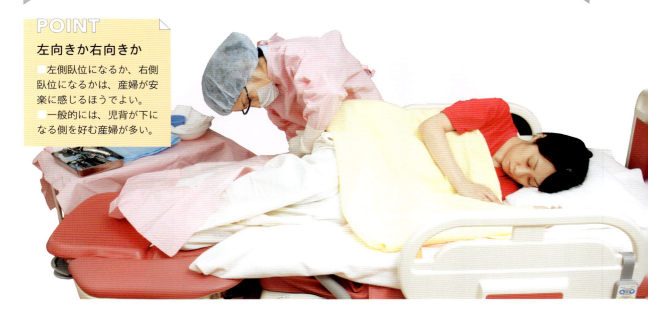

排臨まで

1 助産師は、産婦の背中側に立つ。慣れれば腹部側から介助することも可能である。
介助者の負担を少なくするには、分娩台を腸骨よりやや低めの高さにする。できるだけ産婦に近いほうが介助しやすいため、産婦に分娩台の端に寄ってもらう。

2 産婦の足側の手で、綿花とガーゼ越しに肛門を軽く押さえ、子宮収縮発作時にクルミ大に児頭が見える（排臨）程度まで待つ。
慣れれば、このままの体勢で介助することもできる。

POINT
体位による児頭の見え方の違い
■仰臥位以外の体位で、児頭がクルミ大に見える時は、仰臥位での発露に近い。

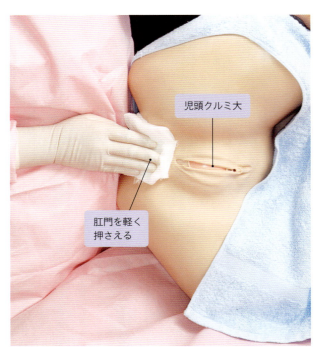

児頭クルミ大

肛門を軽く押さえる

114

3 排臨後

産婦の頭側にある手を腹部から回し、先進部に軽く当てて発露を待つ。肛門側に当てた手指は、そのまま軽く圧迫する。

- 頭側の手を腹部から回す
- 児頭先進部に軽く当てる

4 発露

双手指を交互に組んで、先進部をカバーするように当てると、娩出してくる児頭を感じられる。

- 発露直前で、両手で"かご"を作るようにし、児頭に添え、急激な児頭の娩出を防ぐ

- 発作のピークで強く努責がかかる時には、抑制する。

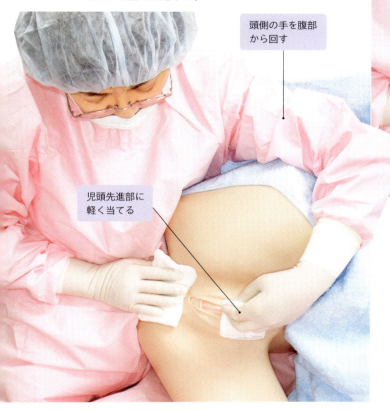

5 第3回旋〜児頭娩出

腹部側の手指で、恥骨側の先進部をやや押さえ気味にし、第3回旋を見守る。

- 恥骨側の先進部をやや押さえる
- 第3回旋を見守る

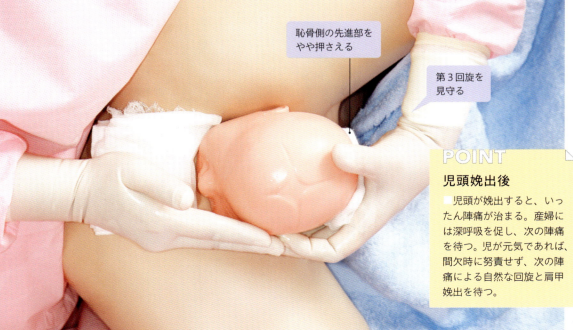

POINT
児頭娩出後

- 児頭が娩出すると、いったん陣痛が治まる。産婦には深呼吸を促し、次の陣痛を待つ。児が元気であれば、間欠時に努責せず、次の陣痛による自然な回旋と肩甲娩出を待つ。

Process 2 第4回旋から娩出終了まで

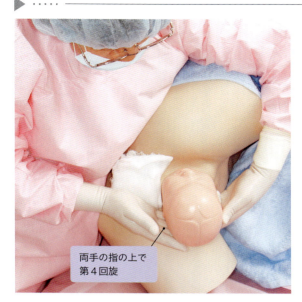

両手の指の上で第4回旋

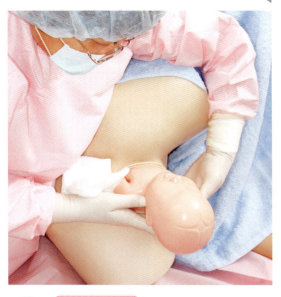

1 第4回旋

両手の第2～第5指で、児頭を受け、第4回旋するのを見守る。腹部側の手で顔を拭いてもよい。

POINT
第4回旋がしにくい時
- 児が大きいと、側臥位では第4回旋がしにくいか、回旋しても肩甲が娩出しにくい場合がある。側臥位の場合は、仙腸関節の可動性が保たれるためである。
- 第4回旋がしにくい時は、無理をせず、仰臥位へと体位変換したほうがよい。

2 肩甲娩出

ほとんどの場合、同じ収縮で両側の肩甲が同時に娩出してくる。

POINT
肺水・羊水で「うがい」した場合
- 回旋によって、児が天井方向を向いた場合、啼泣し始めるのが早いと、吐き出した肺水や羊水で「うがい」をするような場合がある。全身の娩出後に、速やかに口腔・鼻腔を吸引する。

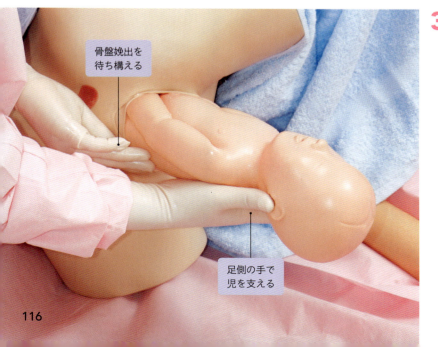

骨盤娩出を待ち構える

足側の手で児を支える

3 体幹娩出

産婦の足側の手で、児の体重を支え、産婦の前へと誘導する。腹部側に回していた手を戻し、児の骨盤が娩出したら受ける。

- 体幹娩出の際は、骨盤誘導線を意識し、常に会陰の高さを保ち、水平に児を産婦の前に誘導する。

4　下肢娩出

児の筋緊張がよければ、そのまま母の腹部前に誘導する。
この時、間接介助のスタッフとよく連携し、産婦に児を迎える準備を勧める。

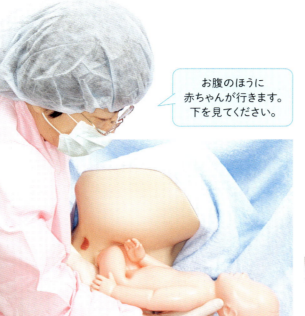

お腹のほうに赤ちゃんが行きます。下を見てください。

足側の手で児を支え、産婦の前へ

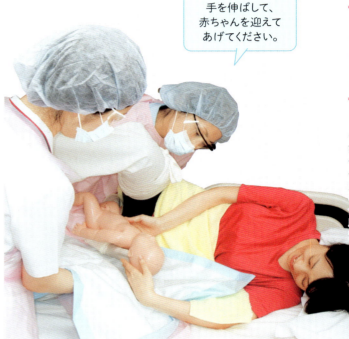

手を伸ばして、赤ちゃんを迎えてあげてください。

POINT
パートナーが立ち会う場合は
- 産婦とパートナーの間に児が現れるため、共に出産の感動を味わうことができる。

分娩の実際　〜モニタリングケアとサポーティブケアを中心に〜

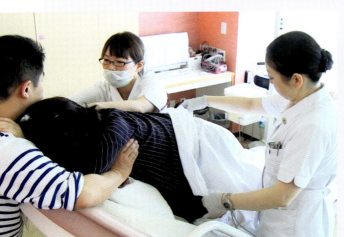

入院後〜分娩終了まで、担当助産師は「見守る、触れる、ささやく、承認する」という4つのポイントにもとづいて、産婦を観察する「モニタリングケア」と産婦をサポートする「サポーティブケア」を行う。

分娩の進行状況と胎児の状態を確認しながら、産婦に対して進行に応じたケアや声かけをしていくことで、産婦の産む力を引き出し、お産を進めていく。

ここでは、動画で実際の分娩の様子を紹介し、助産師が行うケアの一連の流れを紹介する。

▶動画　分娩の実際　一連の流れを見る！

CHAPTER 2　分娩期の助産技術　4. 分娩体位別の介助法

CHAPTER 2
分娩期の助産技術

5. 急速遂娩の介助

分娩進行中に胎児胎盤機能不全・分娩遷延・母体疲労などにより、母児のいずれか一方、あるいは両者に危険が生じた際には、自然な分娩進行を待つのではなく母児の救命のために胎児を速やかに娩出し分娩を完了させなければならない。そのような場合に、帝王切開術・吸引分娩・鉗子分娩など、急速遂娩が行われる。

ここでは、吸引分娩および鉗子分娩に関する助産技術について取り上げる。

鉗子分娩・吸引分娩には一長一短があるが、日本では吸引分娩のほうが多く用いられている。

＊本書では、急速遂娩術のうちクリステレル子宮底圧迫法は取り上げない。子宮底圧迫法について、産婦人科診療ガイドライン産科編 2023の推奨では吸引・鉗子娩出術の補助的手段としてのみ実施が推奨となっている。また、必要時以外に安易に行わないような対応が求められるとしている[1]。

適応[1]

以下のいずれかがある場合
❶ 胎児機能不全
❷ 分娩第2期遷延または分娩第2期停止
❸ 母体合併症（心疾患など）または著しい母体疲労のため、分娩第2期短縮が必要と判断された場合

急速遂娩の種類

◆ 吸引分娩　◆ 鉗子分娩

急速遂娩の実施

◆ 異常発見時の助産師の対応
◆ 吸引分娩・鉗子分娩の介助

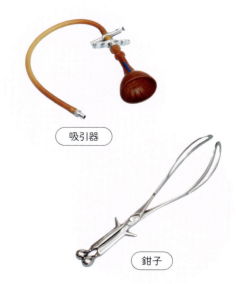

吸引器

鉗子

吸引分娩・鉗子分娩

吸引分娩・鉗子分娩は急速遂娩の手段であり、
その必要性がリスクを上回る場合に実施される。
（適応は左ページを参照）
実施にあたっては、産婦や家族に状況を説明し、
不安の軽減を図る。

　ここでは吸引分娩および鉗子分娩の特徴や要件、リスクについて取り上げる。助産師は、生じうる異常を予測して対処する。吸引分娩・鉗子分娩を実施しても分娩に至らない場合は緊急帝王切開が行われる。

	吸引遂娩術（吸引分娩）	鉗子遂娩術（鉗子分娩）
特徴	◎金属製またはシリコン製の吸引カップを児頭先進部に当て、陰圧を作るモーター部に接続し、40〜60mmHgの陰圧で児頭を牽引娩出させる方法 ◎鉗子遂娩術に比べ牽出力は劣るが比較的、手技が容易である	◎鉗子を用いて児頭を娩出させる方法。牽引力が強く吸引分娩よりも確実性が高いが、熟練を要する
要約[1]	◎子宮全開大かつ既破水 ◎妊娠34週以降（原則） ◎児頭が骨盤に嵌入している	◎子宮口全開大かつ既破水 ◎原則として低い中在（中位）またはそれより低位 ◎原則として矢状縫合が縦径に近い（母体前後径と児頭矢状径のなす角度が45度未満）
リスク	《母体》 ◎鉗子分娩に準ずる 《児》 ◎鉗子分娩に準ずる そのほか、児に起こりうる異常として ◎頭血腫 ◎頭皮剥離 ◎帽状腱膜下血腫　　　など	《母体》 ◎軟産道の損傷（頸管・腟・会陰）　◎子宮壁損傷 ◎骨盤内神経の損傷（腓骨神経麻痺） ◎骨産道損傷（恥骨結合離開、尾骨骨折） ◎後産期出血　◎感染 《児》 ◎中枢神経の損壊（脳圧迫、頭蓋内出血、脳組織損傷） ◎頭蓋内陥没骨折 ◎頭蓋内損傷（皮膚裂傷、皮下出血、表皮剥離） ◎眼球損傷　◎鉗子の圧痕

STUDY　鉗子適位

　鉗子遂娩術は児頭の高さによって高位鉗子・中位鉗子・低位鉗子・出口鉗子がある。
　現在は、安全性が高い中位鉗子以下が行われている。

> ▸吸引・鉗子分娩は、内診や経会陰超音波検査（→p.71参照）を用いて児頭下降度など分娩の進行を正確に把握して実施することが重要である。

分類		児頭最大周囲径の位置	目安としてのstation	そのほかの内診所見	難度・安全性	適位としての再評価
高位鉗子	high forceps	入口部	<0			非適位
	mid forceps	闊部	0, +1	矢状縫合縦であることまれ	位置しだい難：母児損傷の危険性は否定できない	熟練者にのみ可
中位鉗子	low-mid forceps	棘間径またはそれ以下	+2	児頭は骨盤底に近く、発作時、児頭会陰間に1指程度の間隔	原則として安全。矢状縫合斜・横では技術的にやや難	可
低位鉗子	low forceps	棘間径以下（峡部）	≧+3	児頭は骨盤底に達し、排臨に近い	安全・容易	初心者にも可能
（出口鉗子）	outle forceps	出口部		排臨	安全・容易	初心者にも可能

坂元正一ほか監修: プリンシプル産科婦人科学2. メジカルビュー社, 1998, p.696より

急速遂娩の実施

急速遂娩は自然分娩の経過で、主に胎児機能不全の状況によって決まる。ここでは異常の発見時から急速遂娩実施の介助まで、助産師の役割について解説する。

急速遂娩の実施について

- 吸引・鉗子娩出術は、原則としてその手技に習熟した医師が実施する、または習熟した医師の指導下で医師が実施することが許容される。
- 吸引・鉗子娩出術、子宮底圧迫法は、以下に留意して実施する。
  1） 原則として陣痛発作時に行う。
  2） 実施中は、可能な限り胎児心拍数モニタリングを行う。

（産婦人科診療ガイドライン 産科編 2023. p.213より引用）

異常発見時の助産師の対応

分娩進行中、胎児心拍数モニタリング上で、正常胎児心拍パターンでのレベル2以上の異常所見を発見した場合には、医師へ報告する。レベル3以上で急速遂娩の準備が求められる（産婦人科診療ガイドライン産科編 2023. p.236）。

異常発生時には、産婦から離れずナースコールなどで人員を確保して対応し、産婦や家族の不安を軽減することが重要である。

1 〈体位変換を行う〉

分娩進行中、胎児徐脈がみられた場合には、まず母体の体位変換を行う。特に、原因が臍帯圧迫の場合に有効である。

> 仰臥位では、仰臥位低血圧症候群が起きやすい。下大動脈は右方偏位のため、左側臥位に体位変換すると血流の回復が早い。

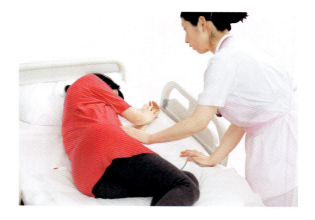

2 〈母体への酸素投与〉

児への酸素供給量を高める。

3 〈医師への報告〉

ほかのスタッフへも状況を報告し、応援を要請する。（産科医へコール）

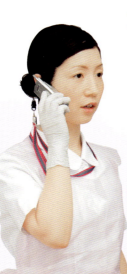

> 遅発一過性徐脈が出ています。
> 確認お願いします。
> エコー準備しておきます。

4 〈診察を行う〉

医師が内診、超音波検査で状態を確認し経腟分娩が可能かどうかを判断する。可能であれば、分娩準備を行う。

5 〈緊急帝王切開への移行を想定した準備〉

経腟分娩可能と判断された場合でも、母児の救命のため緊急帝王切開に移行できるよう準備しておく。施設によっては分娩開始時に血管確保しているところもあるが、血管確保を複数とし、医師の指示に基づき補液の準備をする。また除毛や弾性ストッキング装着など各施設の術前処置に応じて準備しておく。

6 〈児の蘇生準備〉

ラジアントウォーマーを加温し、出生直後に蘇生できるよう準備する。また、必要時には新生児科（小児科）へドクターコールを行う。

吸引分娩・鉗子分娩の介助

〈 実施手順 〉

1 産婦および家族への説明を行う。

2 吸引カップ装着時、鉗子挿入時には事前に導尿を実施し、膀胱を空虚にしておく。産婦は脊椎をまっすぐにし、下肢は膝を体幹に近づけるよう屈曲しておく。

3 間接介助者が吸引、または鉗子を清潔操作で術者に渡す。

4 分娩進行に応じ、助産師は陣痛発作時には産婦へ適切に腹圧を加え、間欠時には深呼吸を促し、胎児に十分な酸素供給が行われるようにする。
不要と判断された場合以外は会陰切開を実施する。

5 術者が吸引カップ、または鉗子を腟内へ挿入し、児頭に装着させる。陣痛発作時に牽引するため、助産師は産婦に腹圧の加え方や方向を指導する。
吸引カップ、または鉗子で牽引している際も引き続き会陰保護を行う。

6 吸引の場合は児頭発露まで牽引、鉗子の場合は発露直前まで牽引を行う。術者は器具を介しているため、牽引をやめるタイミングがわかりにくい。児頭の最大周囲が通過した時には、介助している助産師が声をかけ、息を合わせて操作することが安全に行うコツである。

7 胎児機能不全の徴候が認められている場合には、緊急帝王切開への移行を想定した準備や児の蘇生の準備、新生児科医への連絡など、緊急時に対処できるよう準備する。

吸引分娩

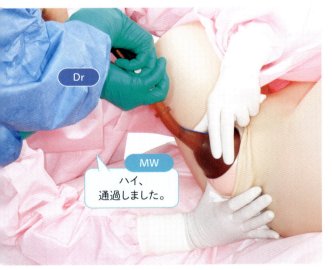

吸引カップと児頭の間に空気が入ると、滑脱の原因になるため、密着するよう左手を添える。

鉗子分娩

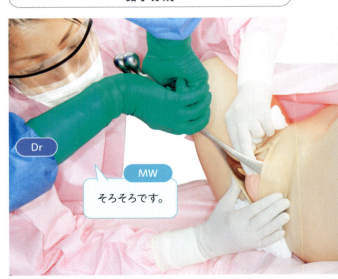

会陰を保護している右手は、軽く添えて当てる。押しつけると、鉗子の圧迫による産道損傷の原因になる。

急速遂娩術から帝王切開術への移行

- 吸引娩出術の総牽引時間（吸引カップ初回装着から最終吸引牽引終了までの時間）が20分、あるいは、総牽引回数（滑脱回数も含める）が5回を超えて児が娩出しない場合、鉗子娩出術または帝王切開術を行う。
- 吸引・鉗子娩出術によって児が娩出しない場合、緊急帝王切開術を実施する。

（産婦人科診療ガイドライン 産科編 2023. p.214より引用）

CHAPTER 2
分娩期の助産技術

6. 胎盤娩出から分娩後の観察まで

胎児が娩出されて、10〜15分ほどで子宮収縮が再開（後陣痛）し、子宮壁と胎盤との付着面に物理的なずれが生じる。それに伴い、胎盤の自然な剥離が起きるというメカニズムで、胎盤が娩出される。これが分娩第3期である。

胎盤娩出から2時間後までの分娩第4期では、軟産道の裂傷や子宮収縮不全による出血などがないか確認し、必要な対応をとることが重要となる。

本項では、第3期の胎盤娩出と胎盤の精査、第4期に行う軟産道の精査と裂傷縫合について解説する。

胎盤娩出
- ◆ 胎盤剥離徴候の確認方法
- ◆ 一般的な胎盤娩出法
- ◆ 異常時の胎盤娩出

胎盤娩出後の観察
- ◆ 一次精査：胎盤遺残の有無を確認
- ◆ 二次精査：胎盤の観察

軟産道の精査と出血への対応
- ◆ 出血の確認
- ◆ 裂傷縫合
- ◆ 会陰縫合の実施

分娩終了後の観察
- ◆ 子宮復古の状態の観察
- ◆ 分娩後の痛み
- ◆ 自然な排尿の確認

胎盤娩出

分娩第3期の目標は、子宮収縮の促進と異常出血の予防である。そのために必要な胎盤剥離徴候を見極め、適切に娩出させる方法と、剥離・娩出が進まない場合の対処法について述べる。

胎盤剥離の一般パターン
① 児の娩出後は急激に子宮内圧が低くなり、また子宮壁が著しく縮小することで胎盤剥離が生じる。
② 胎盤後血腫の形成増大も、剥離を助長する。

胎盤剥離徴候の確認方法

創部からの出血が多くなければ、胎盤の自然剥離を待ち、無理な牽引をせず産婦の努責で娩出すると遺残を防止できる。

シュレーダー徴候

子宮底が右方に傾き、恥骨結合上縁に柔らかな膨隆を認める。

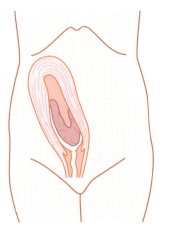

進純郎：分娩機転. p.169
（青木康子, ほか 編：助産学大系第3巻 妊娠・分娩の生理と病態 第3版.日本看護協会出版会, 2003）

アールフェルド徴候

臍帯が腟外に12〜16cm下降してくる。

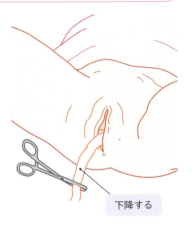

下降する

キュストネル徴候

恥骨結合上縁を強く圧迫した際に、臍帯が腟内に引き戻されない。

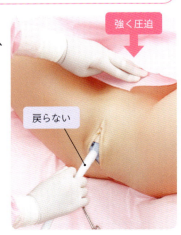

強く圧迫
戻らない

ストラスマン徴候

子宮底部を軽く叩いても、臍帯が振動しない。

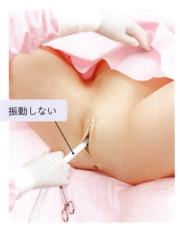

振動しない

一般的な胎盤娩出法

胎盤の自然剥離前に無理な牽引を加えることによって、子宮内反を起こすことがある。子宮底は位置や硬度を確認するが、強く圧迫し続けないよう注意する。
　剥離徴候は2つ以上確認する。

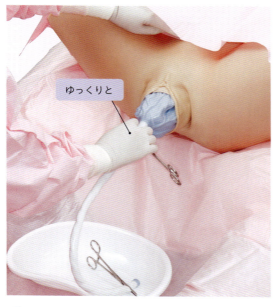

1 右手で臍帯を把持し、骨盤誘導線に沿ってゆっくりと牽引する。

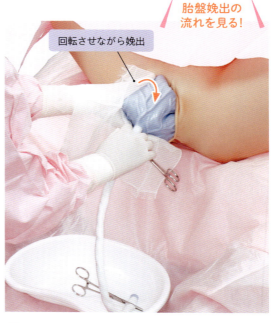

2 胎盤実質が1／3程度娩出したら、左手にガーゼを広げ、胎盤を包み込むようにして、一定方向に回転させながら娩出する。

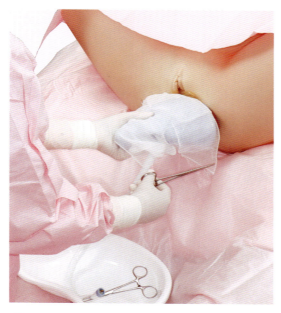

3 ガーゼの端をコッヘル鉗子で把持し、回転させながら、胎盤を包み込んでいく。

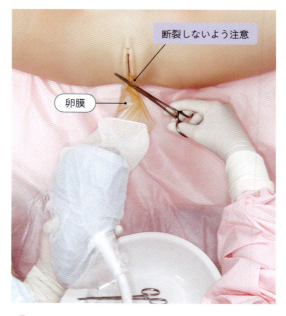

4 卵膜が細長く、索状となる場合は、コッヘル鉗子で把持して、断裂しないように娩出する。

STUDY 胎盤娩出機転

胎盤の娩出には、次に示すシュルツェ様式、ダンカン様式のほか、両者の中間型・混合型がある。

シュルツェ様式

胎児面の中央を先にして、胎盤後血腫を包むように娩出される。

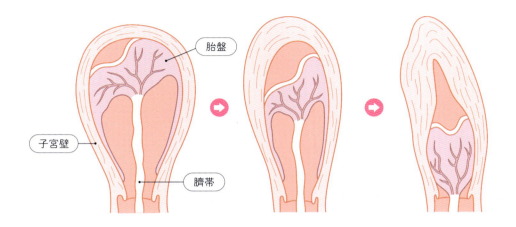

ダンカン様式

胎盤下縁から剥離が始まり、出血は血腫とならず流出する。
出血量が多くなりがちなため、胎児面が表になるよう包み直しながら、娩出介助する。

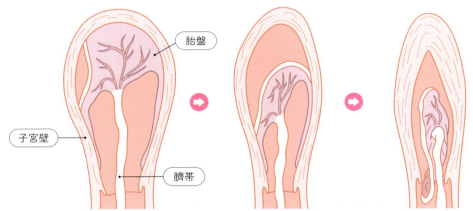

進純郎：分娩機転. p.170（青木康子,ほか編：助産学大系第3巻 妊娠・分娩の生理と病態 第3版. 日本看護協会出版会, 2003）より

胎盤剥離面の止血機序

児の娩出後、子宮腔内が空虚になると、生理的に子宮収縮が起こり、胎盤は子宮から剥離される。その後のさらなる子宮収縮によって、剥離面の螺旋動脈断裂部が圧迫されて、止血される。これを「生物学的結紮」という。

胎盤娩出後に子宮収縮不全になると、生物学的結紮が起きないために出血が増える（弛緩出血）。産後の子宮収縮を促すためには、子宮底マッサージや早期母子接触による授乳を行い、自然なオキシトシン分泌を促すことなどが有効である。

異常時の胎盤娩出

Brandt-Andrews（ブラントアンドリュース）胎盤圧出法

　正常分娩後に胎盤剥離徴候が認められたら、産婦が子宮収縮（後陣痛）に合わせて腹圧をかけることで胎盤が自然娩出する。しかし、剥離徴候が遅れている場合、あるいは分娩経過が長く子宮収縮不良が予想される場合などには、Brandt-Andrews胎盤圧出法が行われる[1]。

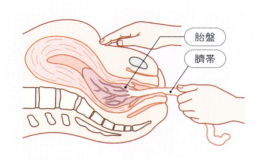

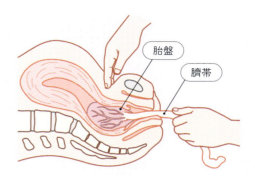

1 利き手の第2指から第4指を腹壁に当て、子宮体部をやや上方に押し上げる。
反対の手で臍帯を把持し、利き手の力に合わせて牽引して剥離した胎盤を下方に誘導する。

2 胎盤が腟内に下降したことを触知したら利き手を恥骨結合上縁に移動し、膀胱に向かって真下にゆっくり押すと胎盤が娩出する。

POINT　胎盤圧出の際に気をつけること

- 産婦に声をかけ、胎盤の剥離・排出の自然な機転に合わせて行うことで苦痛が少なくなるように配慮する。
- 胎盤の剥離が不十分な段階で強く臍帯を牽引する、あるいは子宮底を強く圧迫すると子宮内反をきたすことがあるため、注意が必要である。

用手剥離法

　30分以上自然娩出がなければ、医師は手を臍帯に沿って子宮内に深く挿入する。内外の手を呼応させて、胎盤付着部を確認したら、手背を子宮壁に向け、小指側を子宮壁と胎盤の間に静かに進め、剥離させる。助産師は子宮底部に手を当て、子宮体部が上方移動しないように子宮底部を保持する。

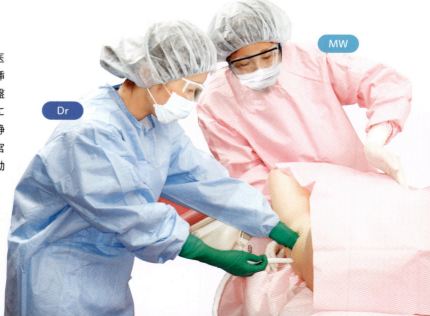

胎盤娩出後の観察

胎盤が娩出されたら、胎盤と卵膜の観察を行う。欠損がないか確認することで、遺残によって起こり得る異常の早期発見・予防につなげられる。また、胎児付属物を精査することで、胎内環境などの情報を得ることができる。

胎盤の精査

胎盤娩出後の観察
胎盤の観察を詳しく見る！

胎盤が娩出されたら、胎盤遺残の有無を確認する。卵膜および母体面に欠損がないか、簡易的に観察する（一次精査）。分娩直後の母子の状態が安定したら、胎盤の母体面・胎児面を詳細に観察し、大きさ、形、重さ、臍帯の長さ、太さなどを計測する（二次精査）。

一次精査：胎盤遺残の有無を確認

胎盤娩出後、卵膜および胎盤遺残の有無を確認する。

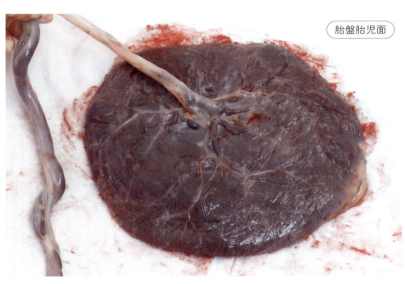
胎盤胎児面

POINT
胎盤剥離が早い場合
■常位胎盤早期剥離の際などには、児の娩出とほぼ同時に胎盤が娩出することがある。胎盤娩出後の一次精査で、胎盤母体面についた血腫の状況を確認する。

卵膜の確認

胎盤実質を反転させないうちに裂口部の形が合うことを確認し、欠損がないかを確認する。

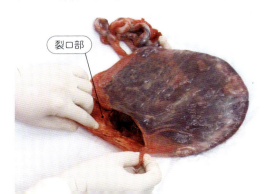
裂口部

胎盤実質の確認

母体面に付着した凝血を取り除き、全体を観察する。実質の欠損がないかを確認する。

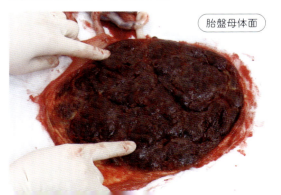
胎盤母体面

二次精査：胎盤の観察

胎盤母体面の大きさ・形状・重さ・厚さ・光沢・柔軟性・分葉、臍帯の長さ・太さ・形状・付着部位などを観察する。

観察項目

胎盤
- 大きさ：縦×横×厚さ
  → 平均20〜22cm×20〜22cm×2.0cm
- 形：楕円、円形
- 副胎盤　　多分葉胎盤
- 周郭胎盤：卵膜が胎盤辺縁で二重に折り重なっており、胎児面が狭くなっている
- 重さ：500〜600g →800g以上；巨大胎盤
  　　　　　　　　→300g以下；過小胎盤

臍帯
- 長さ：約50cm
- 太さ：1〜1.5cm
- 捻転：過捻転の有無
- 付着部位：側方(75%)、中央(20%)、辺縁(5%)
- 臍帯過長：100cm以上
- 臍帯過短：25cm以下
- 血管本数：臍動脈2本（静脈血）、臍静脈1本（動脈血）
- 結節：偽結節・真結節

卵膜
- 膜の裂口部位が合うか、遺残がないか

胎盤母体面の計測

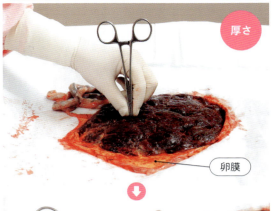

厚さ

卵膜

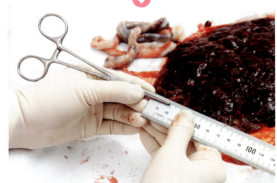

臍帯の計測

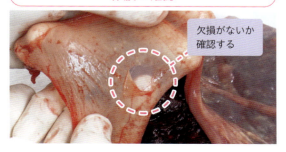

長さ

卵膜の確認

欠損がないか確認する

大きさ

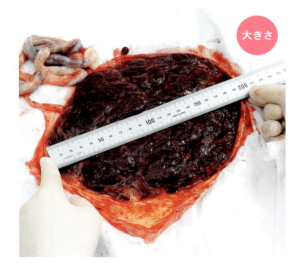

● 胎盤の形態・大きさ(縦横)は、胎児面、母体面のどちらで観察してもよい。

動画でもっと詳しく見る！

軟産道の精査と出血への対応

分娩時に胎児が軟産道を通過する際、頸管や腟壁、会陰などに裂傷をきたす場合がある。分娩後にはそれらの裂傷や、子宮収縮不全による出血が生じることがある。分娩直後から十分な観察を行い、出血の原因を見極め、適切な対処を行う。

出血の確認

小陰唇を開き、ガーゼを用いて会陰を静かに押さえて拭き、出血がある場合は圧迫止血する。

続いて腟前庭部を露出し、腟、会陰裂傷の有無と程度、出血の状態を観察する。

クスコ式腟鏡での観察

小陰唇を開き、利き手でクスコ式腟鏡を持ち、腟の後壁に沿って挿入する。その後、腟鏡を上方へ回転させ、ネジを締め、腟鏡を開く。一般的な出血や頸管部の観察などに適している。

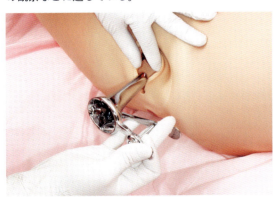

ジモン式腟鏡での観察

創傷の位置が深い、あるいは出血点が不明な場合は、ジモン式腟鏡を用いて創部を確認する。

ジモン式腟鏡は分離型の腟鏡である。子宮後壁側は診察者が持ち、前壁側を介助者が持つ。視野を広く確保できるため、頸管裂傷の縫合やヨードホルムガーゼの挿入など、操作を行う際に有用である。

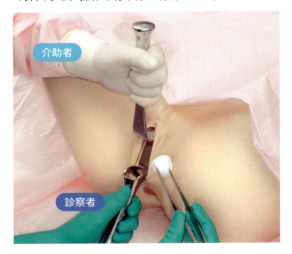

> **POINT**
> **出血への対応**
> - 出血が持続する場合は子宮収縮の有無を確認し、子宮底マッサージなど収縮不全への対応を行う。
> - 早期授乳の吸啜刺激で、産後の子宮収縮が促される。
> - 用手圧迫のほか、ヨードホルムガーゼ、連結ガーゼなどを腟腔内へ充填して、圧迫止血を行うこともある。
> - 分娩期のどの時点で出血が多いのかを把握し、素早く対応できるようにしておく。
> （→詳細は、p.138参照）

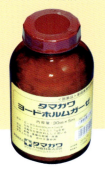

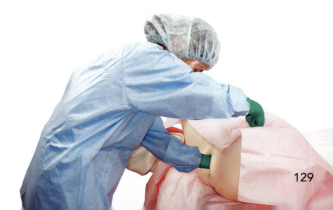

裂傷縫合

会陰裂傷の診断

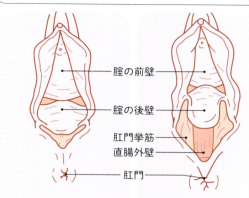
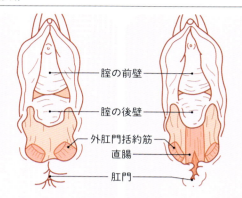

第1度
損傷は会陰部皮膚、および腟粘膜に限局した裂傷

第2度
会陰表層および球海綿体筋と浅会陰横筋の裂傷

第3度
外肛門括約筋、内肛門括約筋に達する裂傷

第4度
第3度に加え、肛門および直腸粘膜の裂傷

高橋康一：分娩時の産道損傷．p.218（青木康子，ほか編．助産学大系第3巻 妊娠・分娩の生理と病態 第3版．日本看護協会出版会，2003）より

必要物品の準備

腟内にガーゼを挿入し、圧迫止血をしながら縫合する際は、ひも付きガーゼを連結して挿入するとよい。末端部のガーゼのひもを外陰部に出し、コッヘル鉗子で留めておく。

産後の創傷処置

外傷処置では、生理食塩水あるいは水道水で一定の圧をかけて洗浄した後縫合し、縫合後もよく洗浄するのが一般的である。

分娩時に生じた外陰部の裂傷や切開創の処置も同様に行い、消毒液は選択的に使用することが主流になる傾向がある。

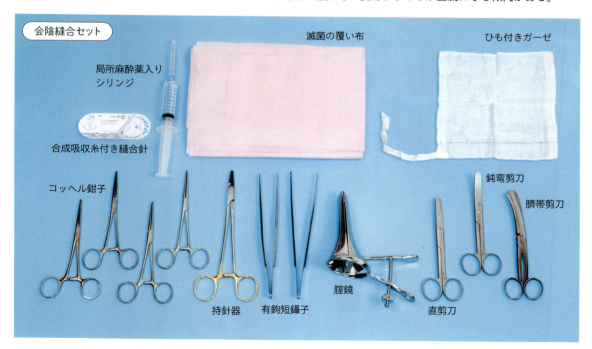

会陰縫合の実施

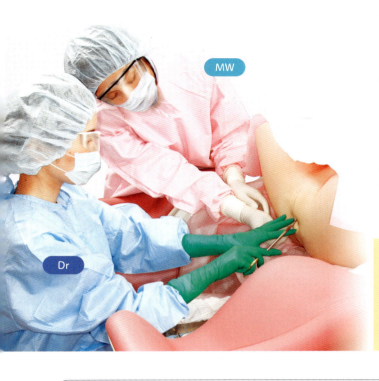

1 〈 局所麻酔を行う 〉
1％キシロカイン®などが主に用いられる。

2 〈 オリエンテーション 〉
裂傷先端、処女膜輪、陰唇小帯、後陰唇交連断端などを左右で合致させる。
創傷面のどの部分がどこの場所と接するか確認し、縫合を開始する。

3 〈 縫合を行う 〉
ガーゼなどで出血を押さえながら、縫合を行う。吸収糸が主に用いられる。

POINT
縫合時の疼痛
- 縫合時に産婦が疼痛を感じるのは、局所麻酔の針を刺入する時および麻酔薬を注入する時である。
- 刺入の瞬間に、タイミングよく息を吐くように声をかけて実施すると、苦痛が少ない。

縫合法（単結節縫合）

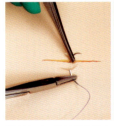 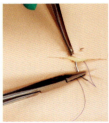 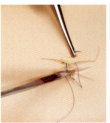 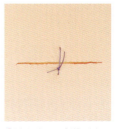

❶利き手に持針器を持ち、反対の手で有鉤短鑷子を持つ。
持針器には母指、第4指をかけて持つ。
創傷の横から、創傷に対して垂直に針を入れ、手首を回して半円を描くようにして対側に出す。

❷有鉤短鑷子で皮膚を押さえて針を露出し、持針器ではさんで抜く。
持針器で針を持ち直し、断端が数cmになるまで糸を引く。有鉤短鑷子を把持していた手指で糸を持ち、持針器に2回巻きつけて結び目を創に移動させて止め、その後は本結びになるように結ぶ。ほどけないように数回繰り返す。

❸縫合後は、創縁が内反していないことを確認する。

POINT
無影灯を活用
- 創傷の観察・縫合を行う時には、無影灯の焦点を合わせて観察しやすくする。

垂直マットレス縫合
- 緊張のかかる皮膚や、深い創に適している。創面の密着性が高く、創が平面でない場合や厚さの異なる組織縫合にも有効である。
- 会陰裂傷縫合の際には、垂直マットレス縫合を行うことが多い。

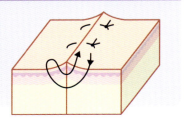

分娩終了後の観察

母子ともに出産後の状態が安定していることを確認するため、分娩終了後2時間ほどは分娩室で過ごす。ここでは特に母体の「2時間値」のケアのポイントを示す。

子宮復古の状態の観察

助産師は分娩後、出血量や胎盤の計測などを行いながら、正常な分娩経過であっても分娩後1時間、2時間を目安に母体のバイタルサイン、出血、子宮収縮、疼痛の程度などを観察する。

POINT
分娩時の出血が多かったら
- 分娩時の出血が多量（500mL以上）であった場合には、まずは30分ごとに出血と子宮収縮の状態を観察し、弛緩出血の予防と早期介入に努める。

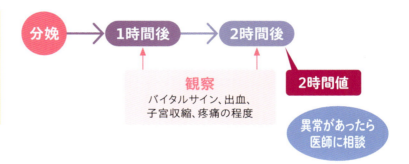

分娩後の痛み

分娩後には、後陣痛といわれる子宮収縮に伴う下腹部の痛みがあることが普通である。しかし、会陰裂傷・切開の創部の痛みについては注意が必要である。創部を縫合し外見上は止血しているように見えて、破綻した血管の止血が十分でなく皮下血腫を形成することがある。

その中でもできるだけ早期に発見・対応したいのが、腟壁血腫など多量に内出血を呈する病態である。急速な分娩の進行、吸引・鉗子分娩、巨大児の出産などで腟壁に過度な負担がかかる分娩経過では、動脈の破綻による血腫を念頭に観察することが大切である。

2時間値までの間に、強い創部痛、創部の腫脹があれば外陰の皮下血腫を、肛門の圧迫感を訴え頻脈であれば、腟壁血腫や外陰の血腫を疑い医師に相談する。

POINT
痛みの原因を考える
- 痛みは異常を知らせる大事なサインである。安易に鎮痛剤を使用するのではなく、痛みの原因をアセスメントすることが大切だ。

- 強い創部痛、創部の腫脹 → 外陰血腫の疑い
- 肛門の圧迫感、頻脈など → 腟壁血腫・外陰血腫の疑い

→ 医師に相談

自然な排尿の確認

　胎児による神経圧迫などにより、分娩後は尿意を感じにくくなることは多い。また、尿意を感じても自然な排尿に苦労することもある。
　膀胱が充満していると子宮収縮を妨げることもあるため、適度な水分摂取を促し、2時間値までに離床と初回の排尿をサポートする。どうしても自然な排尿がなく、膀胱充満がある場合には、導尿を行う。その後は産婦に十分な休息をとらせるとともに、適宜トイレへ誘導して、焦らず自然な排尿を待つ。

分娩後2時間経過したら…

子宮収縮や出血状態をチェックして自然排尿を試み、問題がなければ産後の部屋へと移動する。その間に新生児の身体計測も行い、終えたら着衣させる。

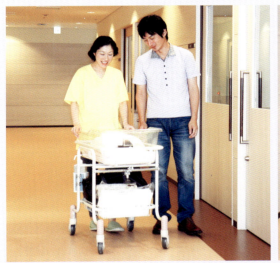
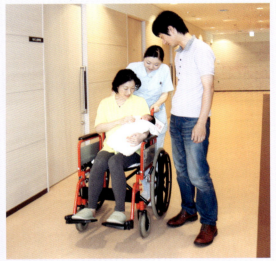

産後の部屋へ安全に移動するため、母体の状況に合わせて歩行、車椅子などを選択する。

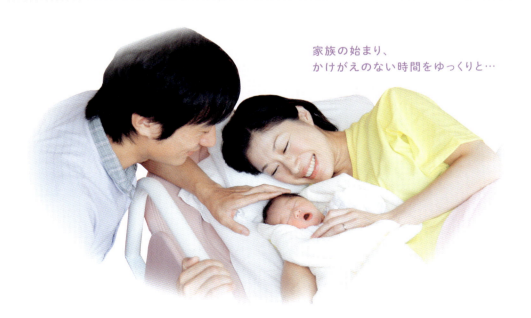

家族の始まり、かけがえのない時間をゆっくりと…

CHAPTER 2
分娩期の助産技術

7. 産科救急処置

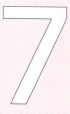

正常な妊娠分娩経過であってもいったん急変するとさまざまなショックの病態を呈し、一気に全身状態が悪化する。

母体の生命危機を早期に覚知し分娩現場における正しい初期対応（酸素投与・モニタリング・急速輸液）によりABC（Airway：気道、Breathing：呼吸、Circulation：循環）を安定化させることが重要である。

中には適切な救急処置管理下での三次救急施設や全身管理医への迅速な連携が必要になる場合もある[1,2]。

母体急変時の初期対応

- 急変の感知
- 母体の急変対応

出血への対応

- 分娩時の異常出血の原因と対応
- 止血方法

急変に注意すべき疾患

- 羊水塞栓症
- 常位胎盤早期剥離
- 痙攣

母体急変時の初期対応

分娩時の母体は一定の割合で急変の可能性がある。
母体を生命危機にさらさないためには、
早期に急変に気付くことと
正しい初期対応を身につけることが重要である。

急変の感知

　母体急変の対応を行うためには、急変に気付く必要があり、より早期に覚知するためには通常の分娩で行っている出血量や子宮収縮のモニタリングに加え、バイタルサインのモニタリングを行うことが重要である。
　具体的には血圧、心拍数、呼吸数、SpO_2、意識状態（下表「意識レベルの評価（JCS）」）を持続的にモニタリングし変化に注意を払うことで、異常の早期発見につながる。そして何らかの異常を認めた場合は必ず原因の精査を行い必要な対処を行う。
　こうした対処を行っても状況が改善せず状態の悪化が進行した場合、危機的状況と判断し急変対応を行う[1]。
　次ページに、「急変の感知」のプロトコールを示す。

意識レベルの評価（JCS）

I	刺激なしで覚醒している状態	0 1 2 3	清明である だいたい清明であるが、いまひとつはっきりしない 見当識障害がある 自分の名前、生年月日が言えない
II	刺激で覚醒するが刺激を止めると眠り込む状態	10 20 30	普通の呼びかけで容易に開眼する 大きな声または体を揺さぶることにより開眼する 痛み刺激を加えつつ呼びかけを繰り返すことにより開眼する
III	刺激しても覚醒しない状態	100 200 300	痛み刺激に対し、払いのける動作をする 痛み刺激に対し、少し手足を動かしたり、顔をしかめる 痛み刺激に反応しない

院内ラピッドレスポンスシステム

医療施設内の心停止防止システムにRRS（rapid response system）がある。あらかじめ決められた生理学的基準の異常値を認めれば、急変対応に慣れた医療スタッフに連絡し、必要に応じて緊急治療介入を行うシステムである。
自施設ではどのような基準か、システムの利用方法とあわせて確認しておく必要がある[1]。

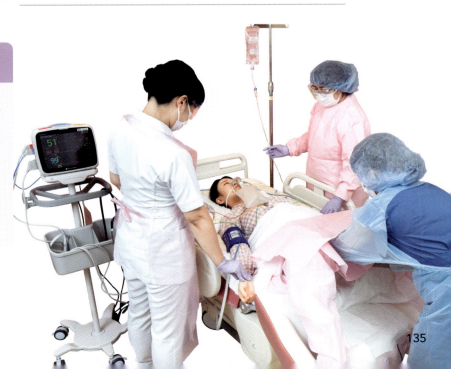

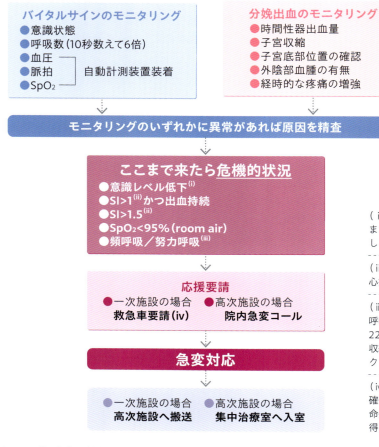

日本母体救命システム普及協議会／京都産婦人科救急診療研究会 編：産婦人科必修 母体急変時の初期対応 第3版. メディカ出版，2020, p.18より作成

日本母体救命システム普及協議会（J-CIMELS）公認講習会などのシミュレーション

実際の急変に遭遇したときに急変対応を実施するためには、事前に急変対応に必要な個々の技術のトレーニングを行うことで状況対応能力を身につけることが望ましい。状況を設定したシナリオシミュレーションを行い、複数のスタッフによるチームでの対応をトレーニングすることがより有用である[1,2,11]。

母体の急変対応

　急変対応ではまず、母体のそばを離れず院内PHSやスタッフコールなどで人手を集める。
　「急変対応」のプロトコール（次ページ）に従って対応し、高次施設への搬送や高次施設内であれば急変対応に長けた全身管理医へとつなげる[1]。

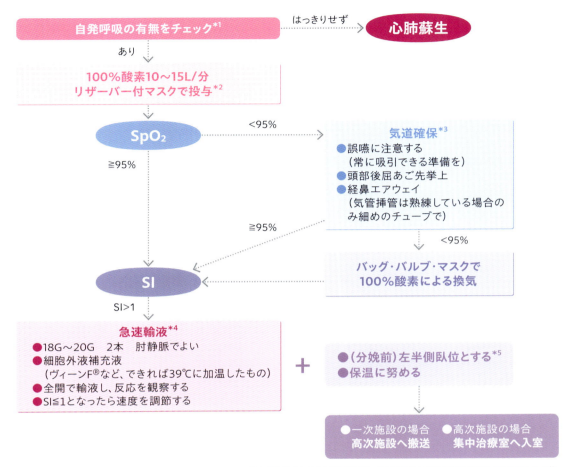

日本母体救命システム普及協議会／京都産婦人科救急診療研究会 編：産婦人科必修 母体急変時の初期対応 第3版. メディカ出版, 2020, p.21より作成（＊1～5を追加）

*1 呼吸はあるか：胸の上がりやあごの動きを注意深く観察し、自発呼吸があるかはっきりしないときはためらわず心肺蘇生を開始する。

*2 酸素投与：自発呼吸がある場合は100%酸素10～15L/分をリザーバー付マスクで投与する。SpO₂が低下している場合はもちろん、たとえSpO₂が正常であっても、ショックでは末梢の組織への血液灌流が低下していることにより細胞レベルでは低酸素に陥っているため、高濃度での酸素投与が必要である。

*3 気道確保：高濃度酸素を投与してもSpO₂<95%である場合は用手的に頭部後屈あご先挙上を行うか、経鼻エアウェイを挿入して気道を確保する。気道確保を行ってもSpO₂が改善しない場合にはバッグ・バルブ・マスクを用いて100%酸素による換気を行う。

*4 ショックなら急速輸液：SI（＝心拍数/収縮期血圧）が1を越えたらたとえ収縮期血圧の低下が明らかでなくてもショックと判断する。ショック時には、まず細胞外液補充液で急速輸液を行う。静脈路は太め（18～20G）を2本以上確保する。ショックに陥ってから静脈路を確保するのは困難なため、すべての分娩時にあらかじめ静脈路を確保しておくことは母体の安全に必須である。輸液はまず全開で開始し、バイタルサインなどの反応を見てSI≦1となったら速度を調整する。1～2Lの急速輸液を行った時点でショックを離脱できないときは輸血が必要となる。ショック時は容易に低体温に陥るため、輸液は39℃に加温したものが望ましく、室温を上げたり毛布を掛けたりするなど可能な限り保温に努める。特に出血性ショックの場合は低体温では凝固機能が低下し出血が増悪する悪循環となるため、低体温を防止することは極めて重要である。

*5 子宮の左方偏位：分娩前の妊婦であれば左半側臥位とすることや用手的に腹部を左方に寄せることで子宮による大動脈や下大静脈の圧迫が軽減し、循環の改善が見込まれる。

できる限り人員を集めながらOMI（酸素投与・モニタリング・急速輸液）をまず行うことで患者のABC（気道、呼吸、循環）をサポートして状態を維持しつつ、高次施設へ搬送するか、集中治療室などへ入室する[1,2)]。

出血への対応

分娩時には「出血への対応」に迫られることが多い。
ここでは分娩直後の出血への対処を主に紹介する。

妊娠中は分娩時の止血のために凝固因子の血中濃度が上昇し、線溶系は抑制され、凝固系に傾いた状態になっている。

しかし、産科危機的出血においては大量出血により凝固因子が消費され消費性凝固障害となる一方で、血栓を溶解する線溶系が亢進し出血傾向となる播種性血管内凝固症候群（DIC：disseminated intravascular coagulation）に移行する可能性がある[2,3,5]。

分娩時の異常出血の原因と対応

分娩時の異常出血の原因は大きく4つに分類される。

原因によって対応が各々異なるため、出血をひき起こす1つ1つの原因の鑑別と止血を同時並行で行い、出血を最低限に抑えられるような対処が必要である（下表参照）。

また、弛緩出血のリスク因子には、初産、多胎、肥満、巨大児、羊水過多、遷延分娩、子宮収縮薬による分娩誘発や陣痛促進、短時間の分娩、器械分娩などがある。このようなリスクをふまえて、分娩直後の多量出血に備えておくことも重要である[2,3,4,6]。

分娩時の異常出血の原因となる鑑別疾患（4Ts）とその対応

	Tone	Trauma	Tissue	Thrombin
原因となる疾患	● 子宮収縮不良 ● 弛緩出血	● 産道裂傷 ● 血腫 ● 子宮内反	● 胎盤遺残 ● 卵膜遺残 ● 癒着胎盤	● 血液凝固異常 ● DIC ● 羊水塞栓症
対応	● 子宮収縮薬の使用 ● 双手圧迫 ● 輪状マッサージ ● 子宮内バルーン留置	● 裂傷縫合 ● 修復 （→Chapter2-6参照）	● 遺残の除去	● 凝固因子の補充 （フィブリノゲン製剤の投与、新鮮凍結血漿の輸血）

> **アナフィラキシーに注意**
> ● 初めて投与する薬剤、特に抗菌薬や輸血使用時には、投与直後、5分後、15分後、終了時とモニタリングを実施する[10]。

輸血の準備

ショックの5P徴候（蒼白・冷汗・虚脱・脈拍触知不能・呼吸不全）をはじめ、バイタルサインや出血の細やかな観察を行いショックへの移行を防ぐ。
SI＞1かつ出血が持続する場合、遅くともSI＞1.5となるまでには輸血開始の準備や高次施設への搬送が必要である[1,2,3,5,6]。

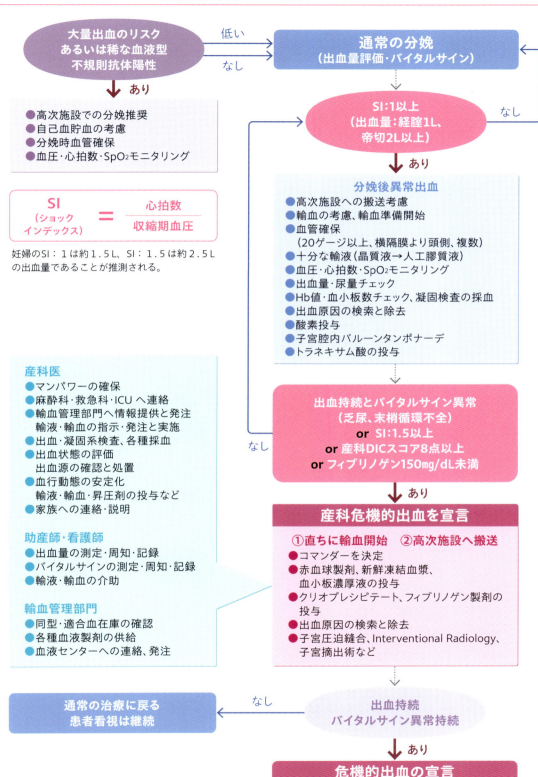

創部出血および弛緩出血への対応

産後の出血には会陰、腟、子宮頸管などの創部によるものと、子宮内からの弛緩出血があり、それぞれで対応が異なる。

出血状況と子宮底硬度を確認し、出血の原因を推測して適切に処置を行う。

創部圧迫

会陰切開部や裂傷部位からの出血には、初期対応として血流を遮断する圧迫法を用いる。

続いて腟裂傷や頸管裂傷を確認するために、腟鏡を用いて腟内を精査する(→p.70参照)。

出血場所が確認できたら、速やかに縫合を行う。

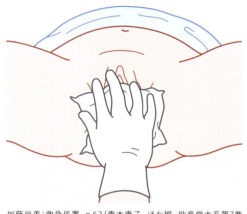

加藤尚美:救急処置.p.63(青木康子,ほか編.助産学大系第7巻 助産診断・技術学I 第3版.日本看護協会出版会,2003)より転載

双手圧迫

片方の手を前腟円蓋に当て、もう片方の手を腹壁上から子宮体部に当て、両方の手で子宮を強く圧迫する。出血点が不明なまま、量が多くなりそうな場合には、まず、この方法を試みる。

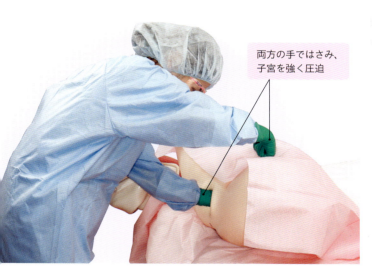

両方の手ではさみ、子宮を強く圧迫

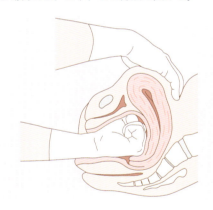

弛緩出血への対応

子宮内からの出血があって子宮収縮が不良な場合は、弛緩出血を疑って全身管理も同時にスタートする。

大量出血への対応となった場合には、医師・助産師1人では間に合わない。平時から産科危機的出血の対応についてはシミュレーションを行っておくとよい。

【初期対応】
人員を集める:スタッフコールで人手を集める。随時、記録や検査オーダーも含めて、想定される業務を全員で分担する。
物品を集める:救急カート、母体用心電図モニター、点滴台。
酸素吸入:母体用リザーバー付きマスクで10L/分の酸素投与を行う。
静脈ルート:2ルート確保する。新たにルートを追加する際には、血液検査(凝固系)や輸血用のクロスマッチ(交差適合試験)採血のオーダーも確認する。片側からは細胞外液を全開で投与する。
子宮双手圧迫:絶え間なく圧迫止血を続けるために、交代要員も決めておく。

急変に
注意すべき
疾患

分娩中や分娩直後には、
急変を引き起こす注意すべき疾患がある。
これらについて理解し、準備と対応ができるように
しておくことが重要である。

羊水塞栓症

分娩中、とりわけ破水後や分娩直後に突然、呼吸困難、心停止、意識障害、ショック、弛緩出血、DICなどの症状をきたし、死亡率の高い疾患である。

発症に羊水や胎児成分が母体血中に流入して起こるアナフィラキシー様反応（アナフィラクトイド反応）が関与していると考えられており、補体系・肥満細胞活性化により呼吸や循環、子宮収縮の機能不全が生じる。

発症してから容態変化が早く、急速に心停止になりうる。現場で羊水塞栓を確定診断する方法はなく、まずはABC（気道・呼吸・循環）のサポートが重要である。対応の開始と搬送判断が早ければ心停止前に高次医療施設に到着できる可能性があり、救命の可能性が大きく変わる。心停止に至った場合、胸骨圧迫の開始やAEDの使用を迷わず行う[1,2,4,7]。

常位胎盤早期剥離

胎盤が胎児娩出前に子宮壁より剥離する、母児共に生命に関わる重篤な疾患である。

常位胎盤早期剥離の既往、母体の高年齢、喫煙、妊娠高血圧症候群、子宮内感染、前期破水、交通事故による外傷などがリスク因子とされている。

陣痛間欠期に産婦が陣痛と異なる腹痛を訴えたときや、血性分泌物ではないさらさらとした出血は異常ととらえ、緊急帝王切開術の準備と併せてDICへの急変に対応する準備をする[4,8]。

痙攣

痙攣の鑑別には子癇発作、脳卒中、てんかん、低血糖、突然の心停止などがあり、痙攣様発作として過換気症候群、敗血症などがある。

分娩進行中に痙攣が起こると子癇発作を疑うことが多いが、急変対応を行いながら神経学的所見の有無（瞳孔の左右差や四肢の運動の左右差）を観察し、脳卒中が疑われる場合には脳神経外科医のいる病院への搬送が必要となる[1,4,7,9]。

CHAPTER 2
分娩期の助産技術

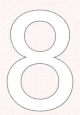

8. 硬膜外麻酔分娩

硬膜外麻酔分娩では、分娩の進行と合わせて麻酔の管理についても知識が必要となる。麻酔についての作用・副作用を把握し、起こり得る事態を予測しながら、産科医師および麻酔科医師と協働し、母子の安全が守られ安楽に分娩に臨めるようにしていくことが重要である。

日本の全分娩に対する無痛分娩の割合は、2018年5.2％、2023年11.6％であり、年々増加傾向にある[1]。無痛分娩に関わる妊産婦死亡のニュースが報道されたことをきっかけに、厚生労働省は2017年度に「無痛分娩の実態把握及び安全管理体制の構築についての研究」という特別研究班を立ち上げ、「無痛分娩の安全な提供体制の構築に関する提言」[2]を発表した。

硬膜外麻酔分娩の概要

◆無痛分娩とは

硬膜外麻酔分娩の準備

◆助産師の事前準備
◆産婦の妊娠期からの関わり

硬膜外麻酔分娩の実施

◆Process 1　産婦の準備
◆Process 2　カテーテル挿入前の確認事項
◆Process 3　分娩期：カテーテル挿入の準備
◆Process 4　分娩期：カテーテル挿入介助
◆Process 5　分娩期：硬膜外麻酔分娩の管理
◆Process 6　産褥期：硬膜外麻酔分娩後の対応

合併症と対応

◆全脊髄くも膜下麻酔・高位脊髄くも膜下麻酔
◆局所麻酔中毒

硬膜外麻酔分娩の概要

現代における無痛分娩は、局所麻酔で産婦の意識がある状態で行うことが一般的である。局所麻酔法の中でも、硬膜外腔に麻酔薬を投与する硬膜外麻酔が最もよく用いられており、本項では、硬膜外麻酔分娩について解説する。

無痛分娩とは

無痛分娩とは、麻酔を用いることで分娩の際の痛みを緩和する（和痛）プロセスのことをいう。背中の神経をブロックして痛みを軽くすることが一般的である。

麻酔の種類

「硬膜外麻酔」または「脊髄くも膜下硬膜外併用麻酔」という方法が用いられている。

硬膜外麻酔は「硬膜外腔」に麻酔薬を投与する方法で、脊髄くも膜下硬膜外併用麻酔は「脊髄くも膜下腔」に麻酔薬を投与する「脊髄くも膜下麻酔」と硬膜外麻酔を併用する方法である。

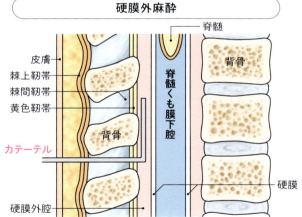
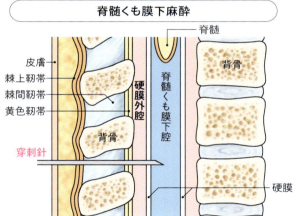

硬膜外麻酔分娩のメリットとデメリット

メリット
- 快適性：痛みが軽減され、痛みに対する恐怖心が減る
- 精神的ストレスの緩和
- 産後の回復が早い
- 循環動態の安定
- 帝王切開分娩に移行した場合、迅速な対応が可能

デメリット（分娩への影響・麻酔の影響）
- 微弱陣痛・回旋異常
- 器械分娩率および出血量の増加
- 麻酔の副作用（血圧低下、一過性の過強陣痛、局所麻酔中毒、全脊髄くも膜下麻酔中毒）

硬膜外麻酔分娩の準備

安全に硬膜外麻酔分娩を行うためには、助産師が正確な知識・技術を身につけることが不可欠である。また、妊婦が硬膜外麻酔分娩について正しく理解し、選択できるように支援していくことが必要となる。

硬膜外麻酔分娩の適応・対象者と禁忌

適応・対象者	禁忌
心疾患など医学的適応のある妊婦、硬膜外麻酔分娩を希望する low risk 妊婦、子宮筋腫合併など医師が可能と判断した症例 ※多胎妊娠、子宮手術既往など緊急帝王切開術となる可能性が高い妊婦は、硬膜外麻酔による帝王切開術にスムーズに移行できる。	血液凝固異常、麻酔アレルギー、硬膜外カテーテル留置不可事例（カテーテル挿入体位がとれない、脊柱脊髄に異常がある等）は除外される

助産師の事前準備

硬膜外麻酔分娩に関わる助産師は、通常の基本的な助産の知識・技術に加え、麻酔について知識をもち関わっていくことが重要である。異常を早期に察知できるのは、産婦の一番近くで寄り添う助産師であることを自覚し、硬膜外麻酔分娩に対する知識と急変時に対応できるスキルを向上・維持させていくことが必要不可欠である。

「無痛分娩の安全な提供体制の構築に関する提言」[2]では、無痛分娩研修修了助産師・看護師を活用することが必要とされ、以下の項目がその要件、責務と役割として記載されている。

無痛分娩研修修了助産師・看護師の要件
- 有効期限内の NCPR* の資格を有し、新生児の蘇生ができること。
- 救急蘇生コースの受講歴を有していること。
- 助産師についてはアドバンス助産師相当の能力を有することが望ましい。
- 安全な麻酔実施のための最新の知識を修得し、ケアの向上を図るため、関係学会又は関係団体が主催する講習会を2年に1回程度受講すること。

*新生児蘇生法（日本周産期・新生児医学会）Bコースまたはその上位コース

無痛分娩研修修了助産師・看護師の責務及び役割
- 無痛分娩研修修了助産師・看護師は、母子共に安全で、かつ産婦とその家族が納得のいく分娩ができるよう、支援すること。
- 無痛分娩研修修了助産師・看護師は、異常が予測される場合、医師と速やかに連携し、母子の安全を確保すること。
- 無痛分娩の経過中の産婦の全身状態及びバイタルサインを観察すること。無痛分娩研修修了助産師・看護師が直接観察できない場合は、自らの指導下に、助産師・看護師による観察を行う体制をとること。
- 無痛分娩の経過中の産婦について、全身状態、バイタルサイン又は鎮痛の状況に変化が生じた場合や、分娩の進行状況等について、麻酔担当医に適宜報告をすること。

平成29年度厚生労働科学特別研究事業
「無痛分娩の安全な提供体制の構築に関する提言」[2]より引用

産婦の妊娠期からの関わり

硬膜外麻酔分娩を選択する産婦は、
- 身体づくり：分娩には体力が必要であり適度な運動を行うようにする。
- 食事と体重管理：バランスの良い食生活と適切な体重コントロールを心がける。

POINT
助産師の働きかけ
- 硬膜外麻酔分娩について正しく理解してもらうようにする。施設による出産準備教室の受講、医師からのインフォームド・コンセントを受けた上で分娩方法の選択をできるよう支援する。
- 産婦のバースプランの確認を行う。

硬膜外麻酔分娩の実施

硬膜外麻酔分娩の準備からカテーテルの挿入介助、麻酔中の観察、鎮痛効果の確認、分娩後の対応まで、一連の流れを紹介する。産婦の一番近くで寄り添う助産師は、産婦の不安軽減や、観察に基づく異常の早期発見、急変時の適切な対応などが求められる。

Process 1 産婦の準備

1 〈 服装 〉

肌の露出が少なく、麻酔管理がしやすい服装へ着替えてもらう。

服装は、硬膜外カテーテル挿入時にすぐに着脱でき、挿入後はカテーテルが観察でき、カテーテル再挿入の際も対応できるように前開きパジャマを選択し下着は着用しない。また、分娩進行中は診察を定期的に実施するため産褥ショーツなどの前開きショーツを使用することで不必要な露出を避けることができる。

- 硬膜外麻酔分娩はカテーテル挿入時の管理、定期的な診察が必要となるため、着脱しやすく、不必要な露出がない服装にしてもらう。

2 〈 最終食事時間の確認 〉

麻酔実施前の最終食事時間の確認を行う。水分摂取は可能なことが多いため、水分摂取について説明を行う。

POINT
緊急帝王切開分娩に備えて

麻酔の合併症が起こった場合には緊急帝王切開分娩へと切り替わる可能性があるため、不測の事態に備えて禁食とし準備しておく。

3 〈 血管確保・補液と採血の実施 〉

血管確保：20G以上の留置針で2本確保する。

1本目：細胞外液（乳酸リンゲル液500mL）を開始し、麻酔開始までに500mL投与し、2本目へ切り替える。

2本目：緊急時に使用するため確保しておく。

- 20G以上の留置針を使用し、麻酔導入時の低血圧予防のための補液を行う。緊急時に備えて2本以上の血管確保を考慮する。
- 事前に採血を行い、凝固異常がないか確認し、硬膜外カテーテルが挿入できる産婦の状態であるか評価する。

4 〈 胎児のモニタリング 〉

分娩監視装置でreassuringを確認する。

Process 2 カテーテル挿入前の確認事項

1 産科・麻酔科同意書の確認を行う。

- 産科医師よりインフォームド・コンセントがされていることを確認する。

2 分娩前の子宮頸管成熟度の内診評価を行う。

3 穿刺前（入院時）採血（凝固データ等）の結果を確認する。

- 採血で凝固異常があった場合には、実施できないことがあるため忘れずに事前確認を行う。

4 バイタルサインを測定する。

5 産科医師がバイタルサイン、胎児心拍数モニタリング、採血結果、内診所見などを総合的に判断し、硬膜外麻酔分娩が可能かどうか決定する。

> 初産婦の場合は進行状況や所見で硬膜外カテーテルの挿入の時期を検討する。

POINT
タイミングと状況の見極め

☐ 助産師も分娩進行を予測し、適切なタイミングで硬膜外カテーテルが挿入できるようにすることが重要。早期に硬膜外カテーテル挿入を行うことで分娩進行が遷延してしまうことがあるため、分娩進行をアセスメントし適切なタイミングを見極めていくことが大事！

☐ 硬膜外カテーテルを挿入すると疼痛コントロールが図られるが、娩出力が弱まり続発性微弱陣痛や分娩遷延になることもあるため、分娩促進が必要になることも念頭において関わることが必要。

Process 3 分娩期：カテーテル挿入の準備

〈 麻酔キット類の準備 〉

麻酔キット、尿道留置カテーテルなどを準備し、医師の指示の下で開く。

(硬膜外カテーテルキット)

ドレープ、滅菌ガーゼ、綿球、鉗子、シリンジ、針、硬膜外針、硬膜外カテーテル、カップ（生食用・薬剤用）などがセットになっている。

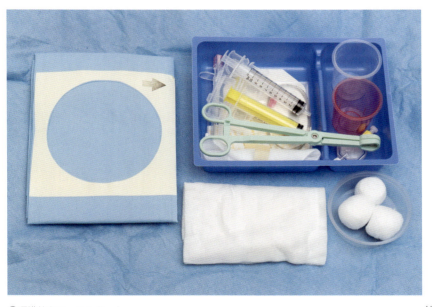

①硬膜外カテーテルキット
②外用殺菌消毒液
③分娩室常備薬局所麻酔薬
④生理食塩液 20mL
⑤尿道留置カテーテルセット（精密尿量計なしのもの）、固定テープ
⑥硬膜外麻酔用持続ポンプ（PCAポンプ→p.150参照）

> ● 消毒液は、アルコール禁止の有無を確認し選択する。
> ● 尿道留置カテーテルについては、2～3時間おきの導尿対応でも可能であるため産婦に合わせて準備を行っていく。

〈 緊急対応薬剤の準備 〉

1 昇圧薬の準備を行う。

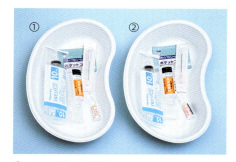

①エフェドリン塩酸塩
②フェニレフリン塩酸塩
シリンジ、針、生理食塩液、アルコール綿と共にセットしておく。

- 2種類の薬剤がどのように作用するのか、薬剤について知識をもつことが大事。

2 緊急対応薬剤の確認をする。

脂肪乳剤
局所麻酔中毒（→p.153参照）が起こった際に使用する。

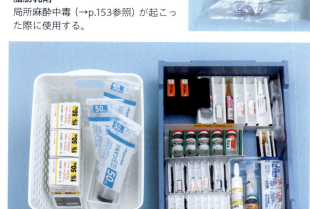

緊急時使用薬剤がどこにあるのか把握しておくこと。

Process 4 分娩期：カテーテル挿入介助

〈 産婦の準備 〉

1 血圧計、パルスオキシメーター、心電図、分娩監視装置を装着し、測定を行う。

> **POINT**
> **分娩監視装置の固定法**
> ■分娩監視装置のトランスデューサーの固定ベルトは、硬膜外カテーテル挿入部位の妨げにならないように、ベルトの位置変更を行うかテープで固定する。

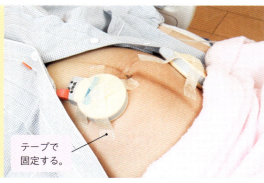

テープで固定する。

2 羞恥心に配慮しながら上衣を脱いでもらい、布をかけ、側臥位になってもらう。

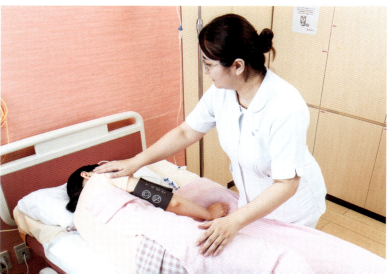

※実際は上衣は着用しない。

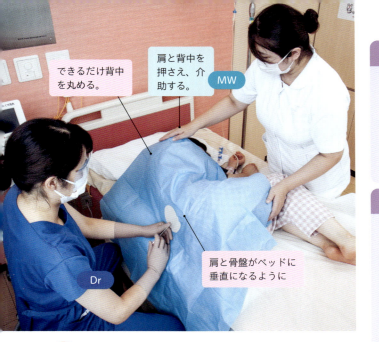

- できるだけ背中を丸める。
- 肩と背中を押さえ、介助する。
- 肩と骨盤がベッドに垂直になるように
- Dr
- MW

硬膜外麻酔の体位
- 側臥位で頭部を前屈させ、自分の臍を見るような姿勢で頭を曲げ、膝を抱えるような姿勢をとってもらう。
- 正確に穿刺できるよう、両肩と骨盤がベッドに対して垂直になるようにする。
- 消毒液などで汚染しないよう、ベッドと身体の間にサイドシートを敷く。

助産師の介助
- 体動により神経損傷を起こす可能性があるため、動かないように声をかける。
- 棘間が広がり、カテーテル挿入部位が最も突き出す体位がとれるよう、しっかり支える。
- 羞恥心に配慮しながら体勢保持の介助を行い、腸骨稜の位置を示す。腸骨稜から垂直に延ばしたヤコビー線（→p.31参照）が穿刺部位の目安となる。
- 適宜産婦に声をかけ、不安の軽減に努める。
- 産婦の背後で行われる処置が多いため、介助する助産師は前から産婦を支えて処置の状況をわかりやすく説明する。針の刺入時には呼気を促して緊張を緩めるようにする。

3 硬膜外麻酔カテーテル挿入の体位をとってもらう。

4 麻酔科医師が穿刺部位をマーキングのうえ穿刺、カテーテルを挿入し、テストドーズを投与する。

5 以下の症状がないか確認する。

症状	原因
めまい、金属のような味覚、耳鳴り、口のしびれ	血管内迷入（局所麻酔中毒）
呼吸停止、意識消失、徐脈、低血圧	脊髄くも膜下腔迷入（全脊髄くも膜下麻酔、高位脊髄くも膜下麻酔）→p.153参照

POINT
薬剤投与後の注意点
- 助産師は起こりうる副作用を想定し、麻酔中に産婦の表情、顔色、気分不快の有無、下肢のしびれがないか観察する。
- テストドーズ投与後は、麻酔の影響で低血圧になりやすいので注意する。また、胎児心拍数の変化に注意する。

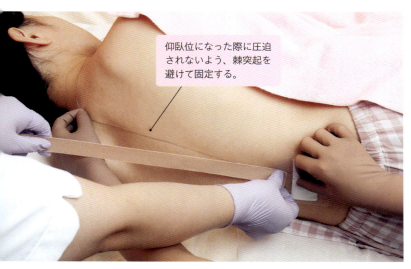

仰臥位になった際に圧迫されないよう、棘突起を避けて固定する。

6 カテーテルを頸部に向けて背部に固定用絆創膏で固定する。
※ここで示す固定方法はあくまで一例で、施設により異なる。

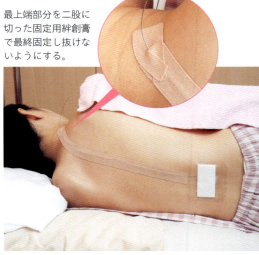

最上端部分を二股に切った固定用絆創膏で最終固定し抜けないようにする。

7 カテーテル挿入部は麻酔科医師がループを作り皮膚接合用テープで固定し、透明ドレッシング材を貼付する。

8 挿入部の観察を行う。

- 漏れや出血はないか、カテーテルが固定位置からずれていないか清潔に保てているか確認する。

9 麻酔科医師がコールドテストを実施し遮断部位の確認を行う。

10 尿道留置カテーテル挿入介助をし、挿入後はゆとりをもってルートをテープで固定する。

- 基本的にベッド上安静のため、尿道留置カテーテルもしくは2～3時間おきの導尿を行う。産婦のニーズに合わせて対応していく。

11 テストドーズ投与後からのモニタリングは、右の例のように行う。

- 心電図、SpO₂は継続モニタリングを行う。

平成29年度厚生労働科学特別研究事業「無痛分娩の安全な提供体制の構築に関する提言」[2]より

（硬膜外鎮痛時のモニタリング（例））

1・硬膜外鎮痛開始時、および追加投与時

❶ 呼吸数 ···· 2分ごと、5回（計10分間）
❷ 心拍数 ···· 2分ごと、5回（計10分間）
❸ 血圧 ······ 2分ごと、5回（計10分間）

2・次の20分間

❶ 呼吸数 ···· 10分ごと、2回（計20分間）
❷ 心拍数 ···· 10分ごと、2回（計20分間）
❸ 血圧 ······ 10分ごと、2回（計20分間）
❹ 口頭での鎮痛評価
····· 硬膜外鎮痛開始または追加投与30分後、1回
❺ 運動神経ブロック評価
····· 硬膜外鎮痛開始または追加投与30分後、1回
❻ 感覚神経ブロック評価
····· 硬膜外鎮痛開始または追加投与30分後、1回

3・それ以降

❶ 呼吸数 ···· 1時間ごと、または必要に応じて頻回に
❷ 心拍数 ···· 1時間ごと、または必要に応じて頻回に
❸ 血圧 ······ 1時間ごと、または必要に応じて頻回に
❹ 口頭での鎮痛評価
····· 1時間ごと、または必要に応じて頻回に
❺ 運動神経ブロック評価
····· 1時間ごと、または必要に応じて頻回に
❻ 感覚神経ブロック評価
····· 1時間ごと、または必要に応じて頻回に
❼ 鎮静スコア
····· 1時間ごと、または必要に応じて頻回に

12 麻酔科医師が処置の内容と効果、カテーテル挿入の長さ、注入速度、副作用症状の有無を「硬膜外麻酔分娩経過表」に記録する。

- 麻酔科医師が退室後は、助産師が観察および「硬膜外麻酔分娩経過表」への記録を行う。

（硬膜外麻酔分娩経過表（例））

Process 5 分娩期：硬膜外麻酔分娩の管理

1 基本体位はベッド上安静として仰臥位低血圧症候群（→ページ下参照）に注意する。

- 麻酔の偏りがないよう体位変換が必要なこともある。
- 麻酔の効果が安定した後、分娩進行が緩徐な場合は、ベッド上で座位や膝手位など安全に留意し体位変換して分娩促進ケアを行う。（施設により安静度が異なる）

2 硬膜外カテーテルを挿入し、テストドーズ投与後、医師がPCAポンプに硬膜外麻酔用の薬液をセッティングし、投与を開始する。

- PCA（patient controlled analgesia）は、産婦自身が痛い時に鎮痛薬を投与し、痛みをコントロールする方法。専用のポンプを使用し、ボタンを押すと一定量の薬液が注入される。

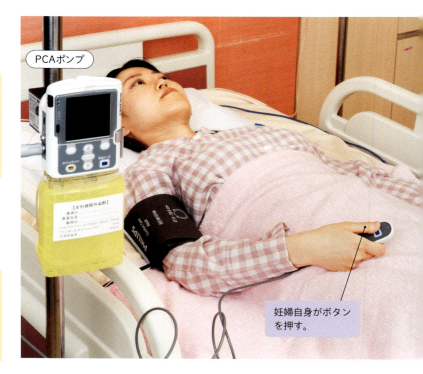

PCAポンプ

妊婦自身がボタンを押す。

3 助産師は、胎児心拍数モニタリング、心電図、バイタルサインの測定、NRS、感覚神経テスト、運動神経テストをモニタリングの基準に沿って行い、硬膜外麻酔分娩経過表に記録する。

4 硬膜外カテーテル刺入部の観察と正しく注入されているかの観察を行う。

薬剤投与中の観察項目
- 刺入部の漏れや出血、発赤、疼痛の有無
- カテーテルが固定位置からずれていないか、清潔に保てているか、皮膚トラブルはないか、テープ固定は正しくされているか
- ルートのねじれ、屈曲、圧迫、切断の有無、接続部の外れ、ゆるみ
- 指示の薬液、注入速度であるか、薬液の残量

など

POINT
硬膜外麻酔実施時の留意点

- 硬膜外麻酔分娩は、計画分娩や続発性微弱陣痛・分娩遷延の適応で促進剤を使用することがあるため、分娩進行を産科医師と共有していくことが必要。
- 硬膜外麻酔を実施している際は熱傷のリスクがあるため、ホットパック等の温罨法は行わない。
- 硬膜外麻酔の合併症に発熱がある。麻酔の影響によるものか、子宮内感染が起こっているのかの鑑別が必要であり、産科医師と情報を共有していく。

仰臥位低血圧症候群

- 妊娠後期になると子宮が大きくなり、妊婦が仰臥位になった際に下大静脈が圧迫される。そのことで心臓に還流する血液量が減少し、心拍出量も減少するために急激に血圧が低下することがある。症状としては、顔面蒼白、頻脈、悪心・嘔吐、冷汗などが見られる。症状が見られたら左側臥位にすると、下大静脈が圧迫から解放され回復する。

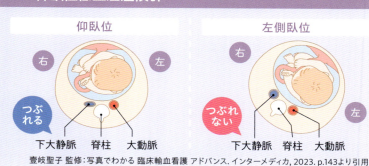

壹岐聖子 監修：写真でわかる 臨床輸血看護 アドバンス．インターメディカ，2023．p.143より引用

!STUDY 鎮痛効果の評価

助産師は、以下の方法で鎮痛効果の確認をする。

NRS（Numeric Rating Scale）

痛みを「0：痛みなし」から「10：これ以上ない（これまで経験したいちばん強い痛み）」までの11段階に分け、痛みの程度を数字で選択する方法。

- 痛みがまったく軽減していない時：硬膜外麻酔が有効でない場合もあるため産科医師・麻酔科医師に相談する。

運動神経ブロック評価（Bromageスケール）

左右の脚で評価する。
0 ＝踵、膝を十分動かせる
1 ＝膝がやっと動く
2 ＝踵のみが動く
3 ＝まったく脚が動かない

- 2以上の場合は、脊椎麻酔になっている可能性があるためドクターコールする。

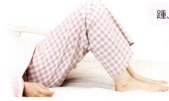
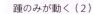
踵、膝を十分動かせる（0）

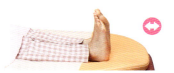
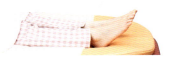
踵のみが動く（2）

感覚神経ブロック評価（コールドテスト）

アルコール綿やコールドパックなどを皮膚に当てて、冷たさを感じるかを確認する。

はじめに前額部か手背に当ててから、確認したい部位に当て、同じように冷たさを感じるかを尋ねる。

- 左右の鎖骨中線上で評価する。

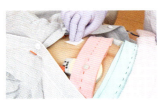
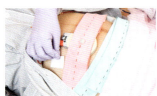
アルコール綿を当てて、冷たく感じるか尋ねる。
左右差を確認することも重要。

脊髄神経の皮膚領域の感覚支配を表したデルマトーム（皮膚分節）に基づいて判断する。

冷たいと感じた部位より1つ下のレベルまでがブロック範囲となる。

- T5より上（乳頭の高さより上）でドクターコール。

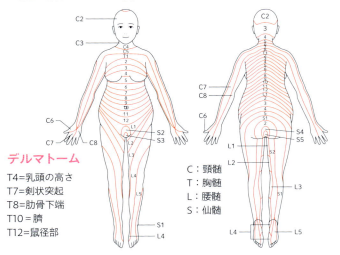

デルマトーム
T4＝乳頭の高さ
T7＝剣状突起
T8＝肋骨下端
T10＝臍
T12＝鼠径部

C：頸髄
T：胸髄
L：腰髄
S：仙髄

5 薬剤の追加を希望する際はナースコールを押してもらい、助産師の立ち会いのもと実施する。

> ● 胎児機能不全がある場合、分娩第2期遷延がある場合には、分娩進行の観察を行い、産科医師と相談し薬剤投与は慎重に行う。

6 〈 分娩第2期の管理 〉

分娩介助については、基本的に仰臥位分娩で行う。

急変時の対応

医師へのコール基準の確認を行う。

初動（医師が到着するまで）：スタッフコール、ドクターコール、バイタルサインの測定、硬膜外麻酔用の持続ポンプの停止、酸素投与の開始（リザーバーマスク 10L）、必要時人工換気、促進剤を使用している場合は促進剤の中止を行う。救急カート、緊急対応薬剤（→p.147参照）の準備を行う。

麻酔科医師への連絡（例）

緊急連絡	● 突然の運動神経遮断 ● 突然の感覚神経遮断 ● 意識レベルの低下
通常連絡	● 鎮痛不十分 ● 強い運動神経ブロック 　（Bromage スケール2以上） ● 感覚神経ブロック範囲拡大 　（T5より上） ● 対処困難な副作用および合併症

平成29年度厚生労働科学特別研究事業「無痛分娩の安全な提供体制の構築に関する提言」[2]より引用

POINT

分娩介助時の注意点

■ 麻酔の効果によって努責のタイミングがうまくはかれない場合は、触診を用いながら分娩介助者が努責のタイミングを伝える。

■ 分娩第2期遷延、胎児機能不全（NRFS：non reassuring fetal status）などでは吸引分娩、鉗子分娩の可能性も考慮する。

■ 尿道留置カテーテルを挿入した場合は、分娩野作成前後のタイミングで抜去する。

> ● 急変の対応の確認、物品の場所や準備の確認は事前に欠かさず行う。
> ● 各施設でコール基準を策定しておく。

POINT

急変時への備え

■ 助産師は医師へのコール基準を把握し、そのために必要な観察を行い、異常の早期発見に努める。また、産婦のそばを離れず、マンパワーを確保し医師到着までにできる処置を行う。

■ 緊急帝王切開術が必要になった場合の対応を決めておくことが重要。

■ 急変時の対応、緊急帝王切開分娩の対応について事前に産科医師、麻酔科医師とフォローチャートを作成しておくとよい。

Process **6** 産褥期：硬膜外麻酔分娩後の対応

1 胎盤が娩出したら産科医師に確認し、指示されたタイミングで持続硬膜外注入を終了する。

2 分娩室から移動時に産科医師が硬膜外カテーテルを抜去し、先端欠損がないかを確認する。

3 初回歩行は、Bromage スケール0、感覚神経ブロック評価にて感覚鈍麻がないことを確認した上で実施する。

4 通常のケアに加えて産後に起こる麻酔による合併症（神経障害、腰痛、頭痛、硬膜外血腫による背部痛、下肢筋力低下、膀胱直腸障害など）の有無について観察を行う。

POINT

硬膜外麻酔分娩後の注意点

■ 起立性低血圧や下肢運動麻痺の残存により転倒リスクがあることに注意する。

■ 通常、硬膜外カテーテル持続硬膜外注入終了から2時間程度で麻酔効果はなくなる。薬剤の効果時間や硬膜外麻酔分娩後のリスクを把握してケアを行う。

合併症と対応

硬膜外麻酔の重大な合併症として、全脊髄くも膜下麻酔、
高位脊髄くも膜下麻酔、局所麻酔中毒が挙げられる。
合併症に関する観察ポイントを把握し、疑われた場合は、
すみやかな麻酔薬注入の中止、ドクターコールなどの対応を行う。

硬膜外麻酔の主な合併症

全脊髄くも膜下麻酔・高位脊髄くも膜下麻酔

硬膜外カテーテルが脊髄くも膜下腔に迷入・流入し局所麻酔薬が同部位に注入されることで、硬膜外への投与より早く強い麻酔作用を呈する。

初発症状は手足のしびれ、呼吸困難などがある。低血圧、徐脈、下肢および上肢の運動不能となる。さらに放置すると呼吸停止、意識消失、心停止に至る。

疑われた場合はバイタルサインを確認し、すみやかに局所麻酔薬注入を中止、ドクターコールをし、人を集める。

観察ポイント

● 呼吸停止、意識消失、徐脈、低血圧が主な症状。
● 硬膜外麻酔は鎮痛効果が得られるまでに10分以上かかるため、早すぎる効果出現は要注意である。

局所麻酔中毒

硬膜外腔には多くの血管があり、妊娠中は特にそれらの血管が怒張している。

硬膜外腔に入れるはずのカテーテルが血管内に迷入したり、血管内に直接入っていなくても、投与される局所麻酔薬が多くなった場合に局所麻酔中毒を発生する可能性がある。初発症状は、耳鳴り、舌のしびれ、不穏などである。さらに血液中の濃度が高くなると、痙攣や不整脈、心停止に至ることがある。発生した場合には、治療薬の投与や人工呼吸などの適切な処置を行う。

局所麻酔中毒が疑われる場合は硬膜外麻酔をすぐに停止し、ドクターコールをし、人を集める。

観察ポイント

● 局所麻酔中毒の症状（口唇のしびれ、味覚異常〈金属の味〉、多弁、呂律困難、興奮、めまいなど）の有無を適宜確認していく。金属の味が特有の症状のひとつ。
● 血管内に麻酔薬が入ると鎮痛効果が得られないため、局所麻酔中毒なのか、カテーテルの位置異常なのか鑑別を行う。
● 心電図上の変化がないか確認を行う（PRの延長、QRS幅の増大）。
● 急速に血中濃度が上昇すると前駆症状なしに痙攣や心停止をきたすことがあるのを念頭におく。

対応ポイント（緊急時の対応はChapter2-7を参照）

共通	全脊髄くも膜下麻酔・高位脊髄くも膜下麻酔
● ABCD（airway 気道、breathing 呼吸、circulation 循環、disability 意識）に沿って観察・評価を行う。生体モニタリングを装着。 ● そばを離れず人員の確保を行う。 ● 硬膜外麻酔持続投与を停止する。 ● 家族が立ち会っている場合、不安の軽減を図るための配慮を行う。 ● 急変時の対応記録を行う。 ● 児心音の変化に注意し、必要時は左方転位を行う。 ● 緊急帝王切開術も視野にいれ周囲の準備もすすめる。	● 呼吸抑制が起こるため、息ができない、会話できないなどの症状もあるため、声かけを行いながら麻酔効果の確認を行う。 ● 症状が出現した場合は、麻酔効果が軽減するまで対症療法を行う。
	局所麻酔中毒
	● 医師の指示のもと脂肪乳剤の迅速な投与を行う。 ● リザーバーマスク10Lにて酸素投与の実施、呼吸不全の場合には補助換気を行う。

CHAPTER 2
分娩期の助産技術

9. 帝王切開分娩

帝王切開分娩には、選択的帝王切開分娩と急速遂娩としての緊急帝王切開分娩がある。

選択的帝王切開分娩は、事前に主治医が産婦とその家族に分娩方針を提案し、分娩日が予定される。そのため、産婦も医療者も準備が可能である。

一方で、緊急帝王切開分娩は、妊婦健康診査、入院、分娩進行中に母子の状況により、分娩方針が急に決定される。そのため、産婦や家族への説明と医療者の緊急対応が同時に進行する。

いずれの場合も、助産師の役割は帝王切開分娩に臨む産婦に寄り添い、帝王切開分娩を出産として体験し、母親になることを実感できるよう支援することである。

適応と要約

手術の手順と介助

◆手術室入室の準備
◆Process1 手術室入室〜執刀まで
◆Process2 執刀開始〜手術終了
◆Process3 術後のケア

適応と要約

帝王切開をはじめとする産科手術には、手術を行うための条件である「適応」と、その母児が手術を受けるための条件である「要約」の確認が必要である。帝王切開は母児の安全を優先するために行われる手術であるが、それによる合併症の可能性にも備える必要がある。

選択的帝王切開分娩

- 母体、あるいは胎児の適応によって、経腟分娩より帝王切開術での分娩が安全であると判断されて選択される。
- 妊娠初期から条件が決まる場合もあり、手術日が予定できるため、産婦や家族のみならず医療者も準備を整えて臨むことができる。

緊急帝王切開分娩

- 経腟分娩予定での入院、分娩経過中に母体あるいは胎児の適応が発生し、急速遂娩として行われる。
- 急な展開で、産婦や家族への説明と並行して手術が手配されるため、速やかな意思決定が必要となる。

POINT

帝王切開分娩において留意すること

■帝王切開分娩の実施にあたり、あらかじめ適応および利益と危険性について文書による説明と同意取得を行う必要がある。

■また帝王切開分娩は合併症のリスクを伴うため、適応と要約を順守し安易に行うことは慎むべきである。

適応	〈母体適応〉 児頭骨盤不均衡、狭骨盤、前置胎盤、多胎妊娠、既往子宮手術（帝王切開分娩、子宮筋腫核出術など）、常位胎盤早期剥離、遷延分娩、母体合併症（重症妊娠高血圧腎症など）など 〈胎児適応〉 胎位・胎勢の異常（骨盤位など）、胎児機能不全、臍帯脱出、子宮内胎児発育不全など
要約	①母体が手術に耐えうる ②胎児が生存しており、胎外生活が可能である。しかし、胎児・胎盤の存在が母体の生命に危険を及ぼす場合（常位胎盤早期剥離など）は胎児の生死を問わない
合併症	〈母体の合併症〉 麻酔に伴う合併症（頭痛など）、出血、感染、周囲臓器損傷（腸管、尿管、膀胱、血管など）、癒着（腸閉塞など）、血栓塞栓症など 〈児の合併症〉 新生児一過性多呼吸、児の損傷、全身麻酔薬の移行など 〈次回妊娠・分娩への影響〉 反復帝王切開分娩、子宮破裂、前置胎盤や癒着胎盤など

手術の
手順と介助

帝王切開分娩の流れ、および手術前から術後のケアまで
助産師が行う看護やケアのポイントを解説する。

以下は、周産期センター分娩室に手術室を併設し、助産師が直接介助も行っている施設の一例である。

分娩室と手術室が離れている施設では、予定された

帝王切開分娩だけでなく、緊急帝王切開分娩時の動線やフローを確認し、麻酔科医師や手術室スタッフとの綿密な情報交換とスムーズな連携が大切である。

手術室入室の準備

手術同意書の取得

産婦とその家族に医師から手術の説明を行い、同意書に承諾のサインをもらう。帝王切開分娩の緊急度によっては、口頭で同意を得て、術後に再度説明を実施

する場合もある。そのため、助産師は産婦と家族が状況を十分理解し、受け止めているかどうかを確認し、術前あるいは術後に適宜説明を補足する。

手術スタッフの人員確保

帝王切開分娩の場合、直接介助者1名（器械出し：以下 直 ）、間接介助者2名（産婦の全身管理担当：以下 間1 、新生児担当：以下 間2 ）を確保する。その他に分娩進行中の産婦がいる場合、分娩の進行状況に合わせ、スタッフの受け持ちの調整を行う。

帝王切開分娩では、新生児科医師（あるいは新生児を処置する医師）の立ち会いが必要である。手術決定

時は新生児科スタッフにも連絡を入れ、入室時間の調整や、児の蘇生に必要な人員確保を行う。

直接介助者	1名	器械出し	直
間接介助者	2名	産婦の全身管理担当	間1
		新生児担当	間2

産婦、家族の入室準備

末梢静脈路の確保（20G1本、リスクによっては2本）、補液投与（術前補液として細胞外液1000mLが目安）、剃毛、弾性ストッキングの装着を行う。

陣痛が発来している場合、陣痛時は産痛緩和を行い、陣痛間欠に説明と作業を行うなどして準備をすすめる。破水の有無や分娩進行状況により、適切な移動方法（歩行・車椅子・ストレッチャー）を選択する。

バースプランの内容を把握し支援に努める。帝王切開分娩であっても実現可能な希望については対応できるよう支援する。

> 家族の立ち会いができる場合は、家族の個人防護用具（帽子・マスク・エプロン）を準備し、適切に装着できていることを確認する。

手術室の準備

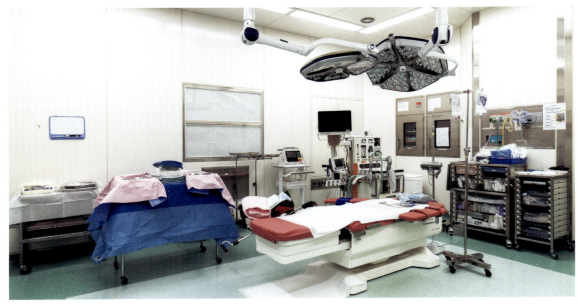

物品等の準備

　帝王切開分娩で使用する物品やモニター、薬剤などを準備する。リスクが高く麻酔科や救急科のスタッフが介入する際は、全身麻酔や救急カートなどもすぐ使用できるように準備する。

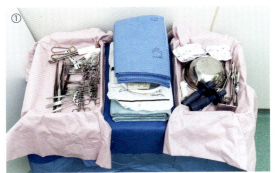

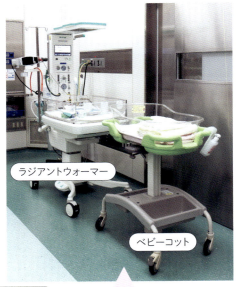

ラジアントウォーマー

ベビーコット

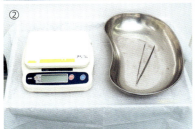

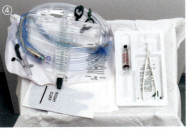

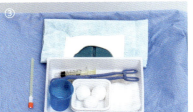

①器械セット
②出血計測用のはかり、摂子のう盆
③麻酔セット
④膀胱留置カテーテル

> 正期産児でリスクが低い場合、基本的に手術室内で新生児科医師が初期蘇生を行うため、室内にラジアントウォーマーを準備する。
> 初期蘇生以外に処置が必要な場合、手術室外で蘇生対応するため、手術室外のラジアントウォーマーも準備する。

CHAPTER 2　分娩期の助産技術　⑨．帝王切開分娩

薬剤の準備

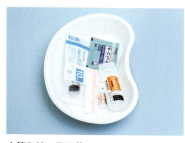

血管収縮・昇圧薬
（血圧が低下した際に使用）
・フェニレフリン塩酸塩（10倍希釈）

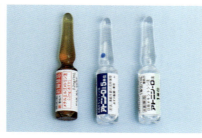

子宮収縮薬（胎盤娩出後に使用）
・オキシトシン
・メチルエルゴメトリンマレイン酸塩

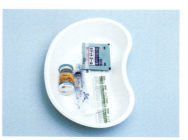

血管凝固阻止薬
（胎盤娩出後の臍帯血採血に使用）
・ヘパリンナトリウム

Process 1 手術室入室～執刀まで

入室時に行うこと

- 記録を開始する。
- アレルギーの有無を確認する。
- 手術部位感染（SSI：surgical site infection）予防のため、医師に確認し抗菌薬を投与する。
- 入室したことを新生児科スタッフに連絡する。

1〈 脊髄くも膜下麻酔の介助 〉

生体モニターを装着し、入室時のバイタルサインを測定したのち、脊髄くも膜下麻酔導入の体位をとる（→p.148参照）。
助産師は、産婦が手術台より転落しないように産婦の正面側に付き添い介助を行う。
背中側の処置であり産婦は不安を感じやすいため、医師とともに声を掛け合いながら行う。

> **胎児機能不全による緊急帝王切開分娩の場合**
> - 入室時に分娩監視装置を外すため、助産師はドップラーを用いて適宜心音を聴取し医師に伝える。
>
> **陣痛が発来している産婦の場合**
> - 触診や産婦の表情の観察により、陣痛時や間欠時を医師に伝え、体位固定や穿刺が円滑に行われるように努める。

2〈 体位のセッティング 〉

脊髄くも膜下麻酔施行後は、バイタルサインの変動に注意し、全身状態の評価を行う。
麻酔導入後に血圧低下がみられる場合は、血圧上昇薬の使用について医師に確認する。また、仰臥位になることで仰臥位低血圧症候群（→p.150参照）を引き起こす可能性があるため、子宮の左方転位を行う。緊急手術の場合は補液量の不足による低血圧も考慮し補液速度の調整などを行う。
徐々に麻酔の効果が発現するため、体位交換（砕石位あるいは開脚仰臥位）を医師と助産師で協力して行う。

3〈 診察・腟内洗浄・膀胱留置カテーテルの挿入 〉

内診と腟内洗浄を実施し、膀胱留置カテーテルを挿入する。手術終了まで尿量や尿の性状を経時的に観察する。

4〈 術前の器械・ガーゼ・針カウント 〉

直 は、手洗い・ガウン装着を行い、手術で使用する器械とガーゼ・針カウントを 間1 または 間2 とダブルチェックする。

5〈 家族の入室 〉

家族の立ち会いが可能な場合、適切な個人防護用具の着用を支援し、入室させる。

Process **2** 手術開始〜手術終了

手術開始時・術中の留意点

- 問1 は、同意書を医師に見せながらタイムアウトを行い、手術開始時間を記録する。
- 手術開始を新生児科スタッフへ連絡し立ち会いを依頼する。
- 問2 は、新生児科医師が手術室に到着したら、産婦の氏名、妊娠週数、適応、児のリスクなどを改めて伝える。
- 産婦や家族の様子を観察しながら、適宜声かけを行う。

帝王切開分娩の流れ

　帝王切開分娩は医師が行うが、助産師も手術の流れを知っておくことで、産婦へ適切に説明することが可能となる。

＊術中の助産ケアについては次ページを参照

執刀	皮膚・皮下組織の切開：緊急帝王切開分娩以外では美容的な観点から横切開とすることが多い。恥骨上部を約15cm切開するが、縦切開と比較し、腹腔内へのアプローチにやや時間を要する。
子宮切開	膀胱子宮窩腹膜を切開し、用手的に膀胱を下げ、子宮下部を露出させる。子宮下部前壁の中央にメスで浅く約2cmの横切開を加え、児を損傷しないように注意を払いながら卵膜に達する直前まで少しずつ切開を進める。ペアン鉗子を挿入し卵膜に達する。小切開創に両示指を挿入し、上下左右に創を拡張する。
児娩出	膨隆した卵膜をコッヘル鉗子で破膜し、両示指を羊膜腔に入れ子宮筋の切開創に相当する大きさまで拡大する。子宮切開創から手を挿入し、先進部の後方へ入れる。先進部を挙上するように誘導し胎児の娩出を行う。
胎盤娩出	自然剥離を待つが、出血が多い場合には用手剥離を行う。胎盤が娩出したらガーゼで子宮内を清拭し胎盤や卵膜の遺残がないかを確認する。
子宮縫合	次回妊娠時の子宮破裂のリスクを減らすために、子宮筋は2層に分けて縫合することが多い。1層目は子宮筋の血液循環を妨げず離開を防ぐこと、2層目は縫合の増強と創部を減張することが目的である。子宮筋縫合後、膀胱子宮窩腹膜を縫合する。いずれの縫合にも合成吸収糸を用いる。
閉創・閉腹	腹腔内の血液、羊水を清拭し、創の止血を確認する。器械やガーゼなどの遺残がないことを確認し閉創する。皮下組織および皮膚の縫合を行う。

術中の助産ケア

児娩出時

- ◇ 直 は破水時間や胎児情報（出生時間・胎位胎向・臍帯巻絡・羊水混濁の有無など）を 間1 （産婦担当）に伝える。また、間2 （新生児担当）は破水時の羊水量（吸引ボトルの量）を伝える。
- ◇ 間2 は、新生児の受け渡しの準備をしながら児の誕生が近いことを産婦と家族に伝え、誕生の瞬間を共有できるように支援する。

新生児の初期蘇生の介助

- 産科医師が臍帯切断後、新生児科医師に児を受け渡す。
- 児の状態が安定していれば、産婦と家族に新生児を対面させ、出産をねぎらい、ラジアントウォーマーで初期蘇生を行う。
- 新生児科医師と協力し、間2 は処置の介助や記録、アプガースコアの評価のためタイム管理を行う。

早期母子接触

- 母児の状態が安定し、新生児科および産科医師より早期母子接触の許可が出たら産婦に説明と同意を得て準備を整える。
- 助産師はそばで付き添い安全に実施できるように支援する。管理基準はChapter3-2「早期母子接触・早期授乳」に準じて行う。

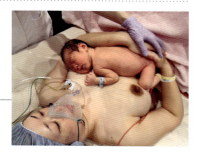

胎盤娩出時

- ◇ 胎盤剥離後は出血が増加する可能性があるため、吸引ボトル内の血液量とバイタルサインの変化に注意する。
- ◇ 心拍数60〜100回/分、呼吸数10〜20回/分、収縮期血圧90〜140mmHgをバイタルサインの目安とし、SI（ショックインデックス＝心拍数/収縮期血圧）≦1であることを術者へ報告する。

閉創・閉腹時

- ◇ 子宮収縮薬が投与されて子宮筋が収縮する時、あるいは閉腹時の腹腔内操作時には横隔膜反射（嘔気、嘔吐）が起きやすい。助産師は手術の進行を把握し、産婦へ術中経過を説明しておく。
- ◇ 横隔膜反射が強い場合は、顔を横に向ける、ガーグルベースンを当てるなどの対応を行うとともに、これが継続しない症状であることを産婦に伝える。
- ◇ 間1 は胎盤計測（→Chapter2-6を参照）を行い、助産録（分娩記録）・母子健康手帳・出生証明書などの記載を行う。
- ◇ 間2 は新生児の観察（→Chapter3-1を参照）を行い、立ち会い家族の抱っこ支援などを行う。

終了時

- ◇ 産婦と家族へ手術の終了を伝えてねぎらい、今後の流れを説明する。
- ◇ 立ち会い家族が適切に個人防御用具を脱いで待機できるよう支援する。

Process 3 術後のケア

1 〈手術終了後の診察〉

手術終了後に腟鏡診で異常出血がないか確認する。診察の介助を行う。

2 〈ベッド移乗と更衣〉

産婦に付着した血液や消毒液を拭き取り、ベッド移乗と更衣を行う。
血栓症予防のためフットポンプを装着する。

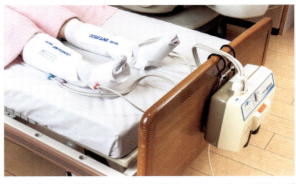

フットポンプの装着（血栓のリスクが高い場合は術中から使用する）

3 〈術後の子宮収縮・出血の評価と授乳の介助〉

全身状態・子宮収縮に問題がないか確認する。
腹帯や骨盤ベルトの装着、砂嚢の使用など、子宮収縮の促進や出血の予防のため適宜ケアを行う。児の哺乳欲求がみられる場合、助産師は体位保持枕などを活用し、ベッド上で安全・安楽に授乳ができるように支援する。助産師が傍で付き添い児の顔色をみながらケアを行う。

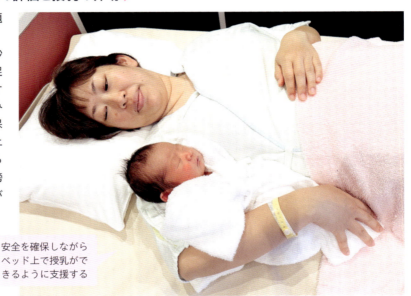

安全を確保しながらベッド上で授乳ができるように支援する

4 〈記録・片付け〉

終了時の器械・使用した針・ガーゼをカウントする。術中IN量（補液量、使用した薬剤量、輸血量など）とOUT量を計算し記録する。
出生証明書や母子健康手帳の記載内容を産婦と確認する。疲労や麻酔の影響で確認できない場合、立ち会いの家族とともに確認するなど、状況に合わせて実施する。

5 〈手術室からの退室〉

待機している家族に声をかけ産後の入院室へ移動する。出産したことをねぎらう。

術後のケアのポイント

- 後日バースレビューとして経過を振り返るなど、産婦の経験を意味付けする支援が大切である。
- 特に、緊急帝王切開分娩では、自身の経過を把握しきれていない場合があるため、医師と協力して振り返ることも大切である。

CHAPTER 3
出生直後の新生児の助産技術

1. 出生直後の新生児の観察
2. 早期母子接触・早期授乳
3. 新生児の蘇生法

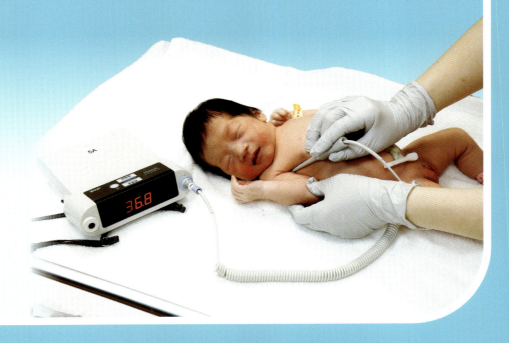

CHAPTER 3
出生直後の新生児の助産技術

1.
出生直後の新生児の観察

　新生児は、分娩後急速に起こる劇的な環境変化に応じ、子宮外生活へ適応していく。助産師は、母親、新生児および家族のかけがえのない時間を尊重しながらも、継続的な観察により新生児の異常の早期発見に努めていく。

　本項では、出生直後の新生児の観察ポイントを紹介する。

目的

1 胎内環境から胎外環境への適応に問題がないかを判断する。

2 外表奇形など、異常がないかを判断する。

適応

新生児蘇生法アルゴリズムで出生直後のチェックポイント（早産児、弱い呼吸・啼泣、筋緊張低下）をすべて認めない場合、ルーチンケア（保温、気道開通、皮膚乾燥）を母親のそばで行い、その後に実施する。

出生直後のケア

出生直後には、まず蘇生が必要な状態であるかを確認する。異常が認められなければ、ルーチンケア、ネームバンドの装着、酸素飽和度の測定、アプガースコアを用いた評価を行う。

蘇生の必要性の判断とルーチンケア

出生直後にはまず、新生児蘇生法アルゴリズム（→p.192参照）にあるチェックポイント（早産児、弱い呼吸・啼泣、筋緊張低下）を確認し、蘇生が必要な状態であるかを評価する。1つでもあてはまる場合は、蘇生のステップに入る（蘇生についてはChapter3-3を参照）。

チェックポイントをすべて認めない場合、つまり異常が認められない場合は、母親のそばで気道確保に留意しつつ羊水を拭き取り、保温に努める（ルーチンケア）。ルーチンケアは蘇生の初期対応と同内容である（具体的な手順は→p.194参照）。

ネームバンドの装着

自分で名乗れない新生児が誤認されるリスクを防ぐために、必ずネームバンド（標識）を装着する。母と子に同じ番号が印刷されている標識に記名し、切り取って使用する。

第1標識は出生後できるだけ早く手首に、第2標識は分娩室退室時に足首に装着する。新生児は生後数日で生理的体重減少のためにサイズダウンして標識が緩くなることが多いため、手首、足首をしめつけない程度にぴったり取り付ける。着衣した後は標識がすぐに見えないことも多いため、母子が離れる前後には必ず母親とともにネームバンドを目視し、間違いがないことを確認する。

標識は一度装着するとボタンなどが固定される仕組みのものが多く、退院時にはベルト部分をハサミで切り離す。

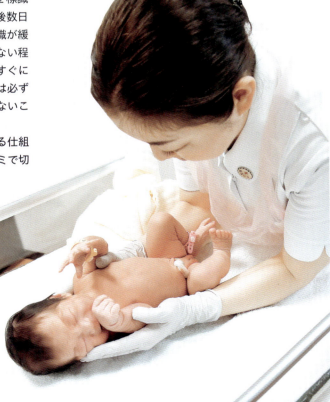

酸素飽和度の測定

重症先天性心疾患のスクリーニング法の一つとして、パルスオキシメーターによるスクリーニングを行う。

分娩後、ルーチンケア後に新生児の右手にパルスオキシメーターを装着し、SpO_2値が95%以上であることを確認する。その後、生後48時間以内に下肢で酸素飽和度を測定し、95%未満である場合または上肢との差が3%以上の場合は専門医へ相談が推奨されている[1][2]。

アプガースコア

出生直後の児の状態を評価する方法の一つに、アプガースコアがある。

通常は、出生の1分後と5分後にチェックし、心拍数・呼吸・筋緊張・刺激に対する反応（反射）・皮膚色の5項目を、それぞれ0点～2点で評価し、合計点を出す。

5分後の値は神経学的予後と相関があるとされるので必ず評価する。5分値が7点未満の場合には、7点になるまで5分ごとに20分まで記録するのが望ましい。

	0	1	2	合計点数[3]
心拍数	ない	100回／分未満	100回／分以上	7点未満が 新生児仮死 0～3点：第2度仮死 4～6点：第1度仮死
呼吸	ない	弱い泣き声 不規則な浅い呼吸	強く泣く	
筋緊張	だらんとしている	いくらか四肢を曲げる	四肢を活発に動かす	
反射	反応しない	顔をしかめる	泣く	
皮膚色	全身蒼白 または暗紫色	躯幹ピンク 四肢チアノーゼ	全身ピンク	

POINT

出生直後の新生児のケア・観察にあたって

■児に起こりうる問題を予測するために、母体や胎児の情報や分娩状況を把握しておく。

■出生直後は寒冷刺激や低体温などで容易に肺高血圧から左右シャントが惹起される不安定な時期である。観察中も児の体温保持に努める。

上記を行ったうえで、早期母子接触の適応基準を満たせば、早期母子接触（→Chapter3-2参照）・児の観察と評価（→p.167参照）を行う。

出生直後の新生児の観察

出生直後の蘇生法アルゴリズムのチェックポイント（早産児、弱い呼吸・啼泣、筋緊張低下）をすべて認めない児には、ルーチンケア（保温、気道開通、皮膚乾燥）を行った後に、バイタルサイン、全身の観察、計測、感染症予防のための処置などを行う。

必要物品の準備

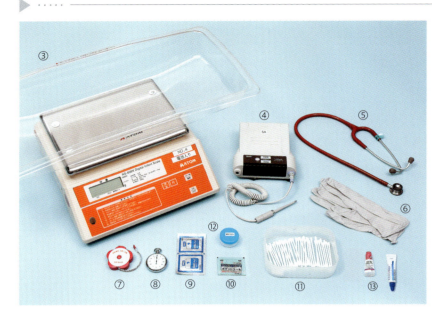

必要物品
①ラジアントウォーマー
②ガウン
③体重計
④体温計
⑤新生児用聴診器
⑥手袋
⑦メジャー
⑧ストップウォッチ
　（または秒針付き時計）
⑨清浄綿
⑩アルコール綿
⑪綿棒
⑫ワセリンまたはオリーブオイル
⑬点眼薬または軟膏

呼吸の観察

呼吸の観察

呼吸数

胸腹部の動きを視診して呼吸数・呼吸パターンを観察し、陥没呼吸や呻吟などの呼吸窮迫症状がないかを確認する。
呼吸数は１分間測定する。
視診できない場合は、胸部に手を置いて触知したり、聴診器で測定する。

正常値 40〜60回／分で、規則的な腹式呼吸がある。

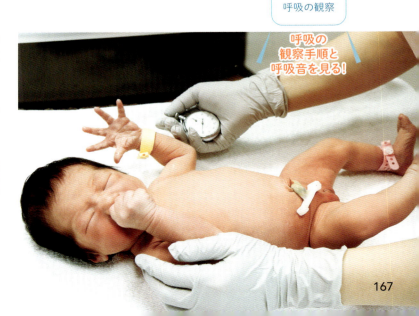

呼吸の観察手順と呼吸音を見る！

呼吸音

新生児の胸部を露出し、下の図に示した順序で聴診器を当て、呼吸音を聴診する。聴診には、聴診器の膜型のチェストピースを用いる。

呼吸の観察項目	
おもな観察項目	胸郭・腹部の動き 呼吸パターン （努力呼吸の有無） 呼吸音
継続観察・医師へ報告	多呼吸 無呼吸 チアノーゼ 陥没呼吸 呻吟

呼吸音聴診部位

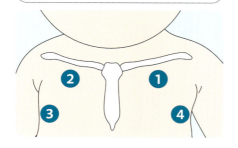

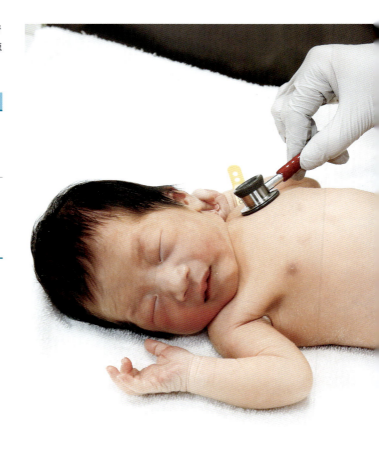

POINT
聴診時のポイント

■新生児の身体にフィットするよう作られている新生児用聴診器を用いる。
■聴診器は、手掌内で温めてから、新生児に当てる。
■膜型の場合は、体壁にぴったりと押し当てるが、圧迫しないよう注意する。
■助産師の指や新生児の衣服などが、チューブやチェストピースに触れないようにする。
■臨床でよく聴く異常呼吸音は、ブツブツ、ブクブクという低めの粗い断続性の副雑音である。
■多呼吸、無呼吸、チアノーゼは、継続的な観察と医師への報告が必要である。

新生児用聴診器

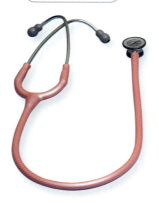

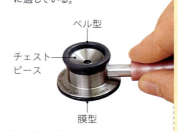

※多くの聴診器は、チェストピース（皮膚に当てる部分）が膜型とベル型の切り替え式になっている。膜型は高音性の音（呼吸音など）、ベル型は低音性の音（心音など）を聴くのに適している。

聴診器を当てても、音が聴こえない場合

➡チューブとチェストピースの接続部を回し、ヘッドを切り替える。
➡イヤーチップを正しい角度にする。
➡チューブ内が詰まっている場合は、聴診器を取り替える。

心拍の聴診

聴診の手順と心音を見る！

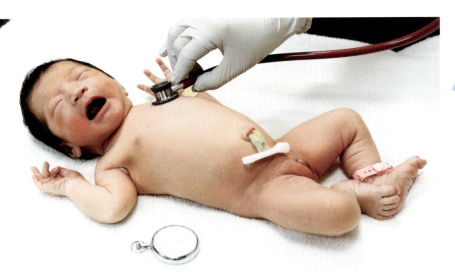

新生児の第5肋間胸骨左縁（左乳頭付近）に聴診器を当て、心拍数を1分間測定する。

Ⅰ音（収縮期）とⅡ音（拡張期）を聴き分け、心音のリズムや心雑音の有無を観察する。

先天性心疾患による心雑音や多呼吸、チアノーゼがあれば、継続的な観察と医師への報告が必要。

正常値 100回／分以上〜160回／分未満

心拍の観察項目	
おもな観察項目	心拍数（1分間） Ⅰ音（収縮期）と Ⅱ音（拡張期）の聴き分け 心音のリズム 心雑音 ＊健康な新生児でも一過性に、無害性収縮期心雑音が聴取されることがある。
継続観察・医師への報告	心雑音 （先天性心疾患による場合） 多呼吸 チアノーゼ

心拍聴診部位

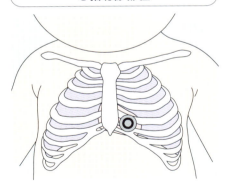

心雑音の強さの表現（Levine-Freemanの分類）

Ⅰ度	注意深く聴取することによってのみ聴こえる最も微弱な雑音
Ⅱ度	微弱だが、聴診器を当てるとすぐに聴こえるもの
Ⅲ度	Ⅱ度とⅤ度の中間で弱い雑音。振戦を触れない
Ⅳ度	Ⅱ度とⅤ度の中間で強い雑音。振戦を触れる
Ⅴ度	大きな雑音だが、聴診器を胸壁から離すと聴こえないもの。振戦を触れる
Ⅵ度	聴診器を胸壁から離しても十分聴こえ、振戦を触れる

体温の測定

体温の測定部位と適切な体温計を選択する。

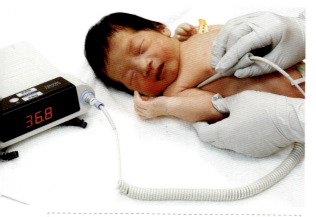

腋窩温

腋窩での測定は、最深部の腋窩動脈に体温計の先端を固定し、中枢温を推定する。

正常値 36.5〜37.5℃

POINT
腋窩温での計測時の注意点
- 羊水などをしっかり拭き取り、腋窩が乾いた状態で測定する。
- 腋窩温は、ほかの測定部位の中枢温より0.5℃程度低く表示されることがある。

電子体温計
- 予測式は測定時間が短時間。実測式では水銀計と同じ時間がかかる。

動画 ▶ 体温の測定
腋窩と頸部での測定を見る!

頸部温

新生児の熱産生にかかわる褐色脂肪細胞や頸動脈により、頸部でも腋窩温とほぼ同じように測定できるとされている。頸動脈に近い皮膚が重なり合う部位に体温計の先端を固定し、中枢温を推定する。

正常値 36.5〜37.5℃

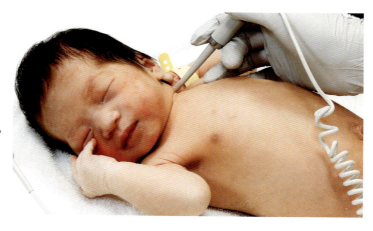

直腸温

直腸温は中枢温として、正確な値を示すことが多い。

新生児を仰臥位にし、両下肢を持って肛門に体温計を挿入する。この際、体温計とベッドが水平になるようにする。

正常値 37.5〜38.5℃

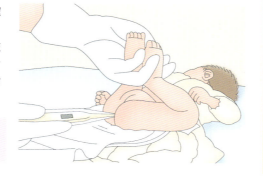

POINT
直腸温での計測時の注意点
- 不意な体動による直腸損傷・体温計破損を避けるため、測定中は体温計と下肢を把持し、児の体動に逆らわないようにする。
- 挿入深度が測定値に影響する。また、胎便により体温計汚染の可能性があるため、注意する。

全身の観察

▶ 動画 全身の観察

各部位の観察方法を見る!

全身の観察では、関節の可動域、筋肉、皮膚の状態などを見る。

全身像

はじめに、新生児に触れる前に全身を視診する。

新生児が仰臥位をとった時の姿勢は「WM型」である。

おもな観察項目
全身	外観 左右対称性 四肢の緊張 姿勢および均衡性 皮膚の異常 上腕神経叢麻痺の疑いがないか 自発運動 啼泣

- 骨盤位で出生した新生児は、子宮内での姿勢の影響により股関節や膝関節が伸展していることもある。

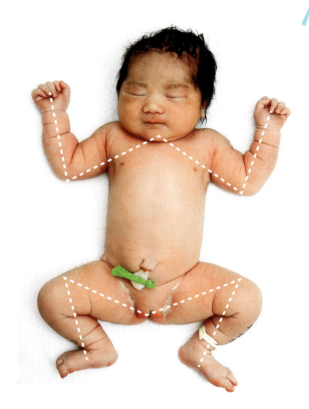

神経反射の観察

全身の観察の際には、神経学的所見として、モロー反射や吸啜反射、原始歩行、把握反射などを観察する。
モロー反射では左右差の有無も確認する。

● **モロー反射**
音の刺激などを受けると、上肢を大きく開き、抱きつこうとする。

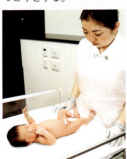

● **吸啜反射**
口元に指や乳首などを持っていくと吸いつく。

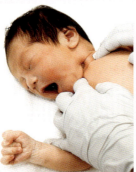

● **原始歩行**
足が何かに触れると、足を交互に動かして歩くような動きをする。

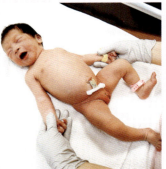

● **把握反射**
手のひらに刺激を受けると、強く握り返す。

● **探索反射**
頬や口に触れるものがあるとその方向に顔を向ける。

頭部・顔面・頸部

1 一方の手で新生児の後頸部を支える。殿部はベッドにつけたまま、上体のみを起こし、もう一方の手で頭部全体を触診し、泉門や骨縫合、頭血腫などを観察する。同時に、皮膚欠損など頭皮の異常がないかを視診する。

	おもな観察項目
頭部	泉門　骨縫合 産瘤と頭血腫　頭皮
顔面	表情　皮膚色　眼脂 眼・耳・鼻の位置・形状 口唇裂　顔つき
口腔	口蓋裂　先天歯（魔歯） 上皮真珠（エプスタイン真珠） 舌小帯短縮
頸部	腫瘤 皮膚の余剰（だぶつき・たるみ） 皮膚色

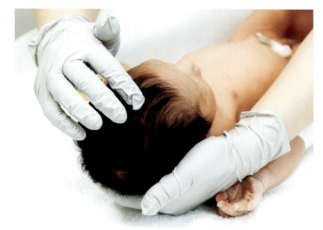

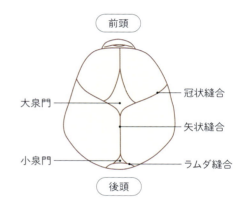

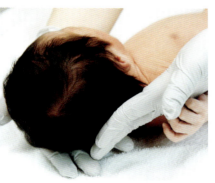

2 顔面を観察する。耳の観察では、耳の位置や耳介の変形、副耳や瘻孔（耳瘻腔）の有無などを確認する。

POINT
頭部の観察のポイント

■産瘤と頭血腫の違いに注意する（→p.173参照）。
■後頸部の腫脹、皮膚色の変化は帽状腱膜下血腫の恐れがあり、出生後数時間で出血性ショックを起こすことがある。

3 啼泣して口をあけた際に、口腔内を観察し、口蓋裂、先天歯（魔歯）の有無などを確認する。

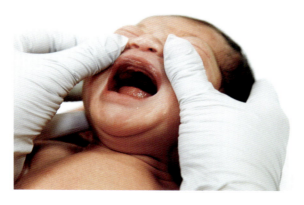

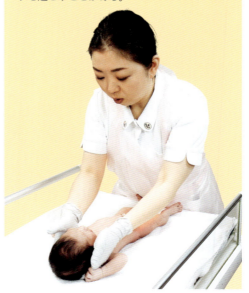

4 頸部を観察する。触診し、腫瘤や皮膚のたるみの有無などを確認する。

STUDY 産瘤と頭血腫の違いは?

分娩の際、児頭は産道により圧迫され、頭蓋骨の重積（骨重積）を起こす。この際、圧迫による血行障害によりうっ血、浮腫が起こることが多い。これが産瘤である。骨重積、産瘤ともに生後1〜2日のうちに消失する。一方、頭血腫は、分娩時の頭蓋圧迫により頭蓋骨骨膜下の血管より出血が起こり、形成される。消失に時間がかかることが多い。

産瘤と頭血腫の比較

	産瘤	頭血腫
出現時期	分娩直後	生後2〜3日
出現部位	児頭先進部（頭頂後部）	児頭先進部が多いが限定されない
縫合線との関係	縫合線を越えうる	縫合線を越えない
波動	なし	触知されることが多い
消失時期	生後2日目まで	消失に時間がかかり、生後1か月以上、消失しないことも多い

上原茂樹：A. 新生児の生理. p247（武谷雄二 総編集：新女性医学大系25 正常分娩. 中山書店, 1998）より

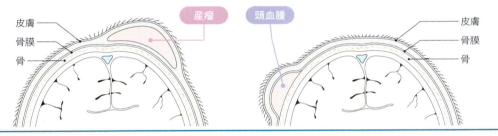

胸部・腹部

1 胸部から腹部にかけての形態、呼吸運動、臍および臍周囲の視診を行う。

おもな観察項目

胸腹部
皮膚の状態（臍周囲、落屑・新生児湿疹など）
鎖骨骨折の有無
腹部膨満、陥没、腫瘤、腹直筋離開の有無
腸蠕動音
季肋部下方1〜2cmで肝臓を触知

POINT 胸腹部の観察時のポイント

- 下肢に掛け物をかけると、新生児が落ち着いていることが多い。
- 排泄物で汚染されることがあるので注意する。

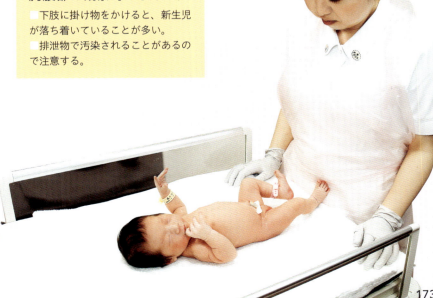

2 鎖骨に指腹を当て、滑らせるように触診し、鎖骨骨折の有無を確認する。

- 鎖骨骨折は肩甲難産や骨盤位分娩の場合にみられる。
- 骨折があると段差や握雪感がみられる。

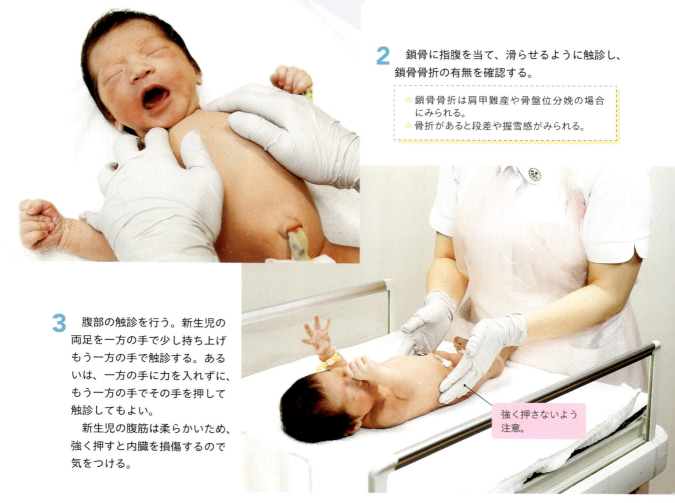

3 腹部の触診を行う。新生児の両足を一方の手で少し持ち上げもう一方の手で触診する。あるいは、一方の手に力を入れずに、もう一方の手でその手を押して触診してもよい。
　新生児の腹筋は柔らかいため、強く押すと内臓を損傷するので気をつける。

強く押さないよう注意。

上肢

　上肢の動かし方が左右対称であるか、筋緊張があるか、振戦や痙攣がみられないか、骨折がないかを観察する。手は指を1本ずつ確認し、合指症や多指症、手掌の猿線の有無を観察する。

おもな観察項目	
上肢	皮膚の状態　筋緊張 指の数　関節の動き 腕の長さ・バランス 冷感　骨折の有無 左右対称で屈曲姿勢

骨折や麻痺があると不自然なしわがみられることがある。

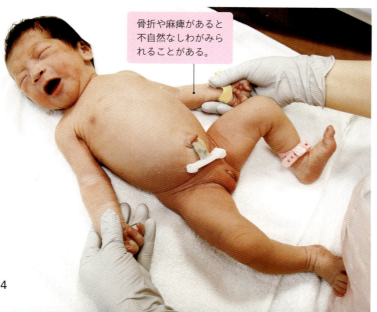
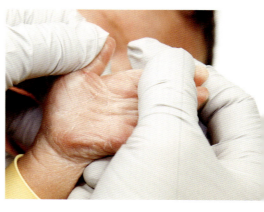

背部・殿部

1 新生児の腕と腰に左右の手をかけ、ゆっくりと側臥位にし、背部の視診を行う。さらに脊柱に沿って指を動かし、胸椎や腰椎の形態や膨隆の有無を触診する。

2 殿部を視診し、皮膚洞がないかなどを視診する。

おもな観察項目	
背部・殿部	皮膚の状態 皮膚洞の有無 胸椎・腰椎の形態や膨隆の有無

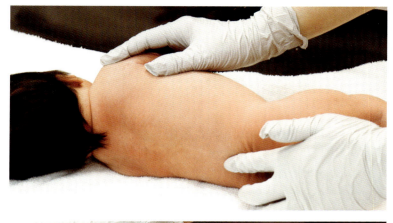

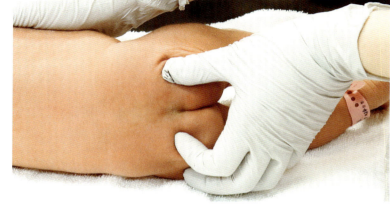

下肢・外陰部

1 下肢を観察し、新生児湿疹や落屑など皮膚の状態、冷感、指の合指症・多指症・内反足などを観察する。

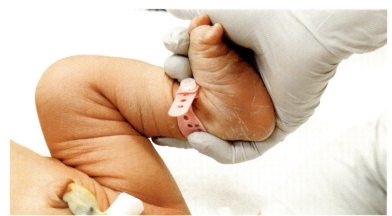

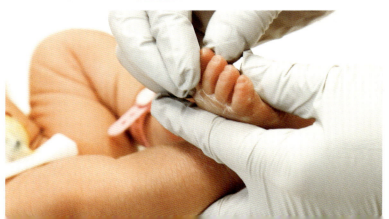

2 股関節を開排し、可動域制限の有無（股関節脱臼の有無）を観察する。

	おもな観察項目
下肢	開排制限 （オルトラーニ法） 大腿部、膝窩のしわの対称性 内反足 皮膚や指の状態

3 鼠径部から外陰部にかけての皮膚の状態、発赤・発疹の有無などを観察する。
　外陰部は視診・触診し、奇形、鼠径ヘルニア、停留睾丸の有無などを確認する。

	おもな観察項目
外陰部	外性器奇形（精巣［両側］、外尿道口の位置） 腫瘤の有無 皮膚の状態

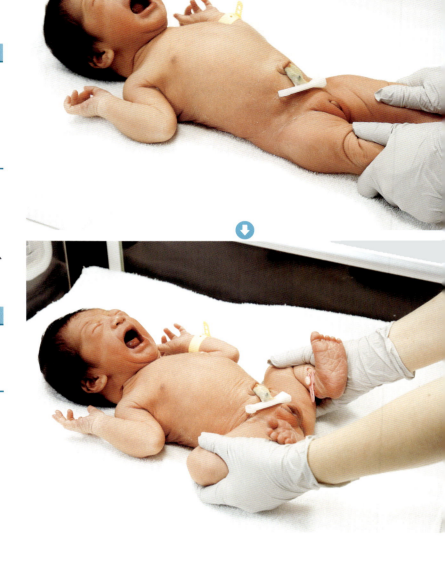

肛門

　綿棒を使って肛門の開口を観察し、肛門・直腸の閉鎖や狭窄がないかや、鎖肛の有無を確認する。
　確認では、ワセリンまたはオリーブオイルなどを浸した綿棒を2cm程度挿入する。

	おもな観察項目
肛門	肛門・直腸の閉鎖や狭窄の有無 鎖肛の有無

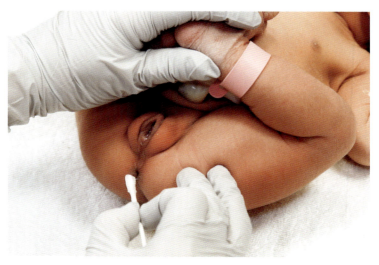

計測

計測の仕方を見る！

身長の計測

1. 身長計の足板を広げ、薄い布（沐浴布など）を敷いて準備を整える。

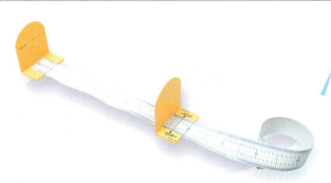

2. 補助者が、新生児の頭頂部を固定板に固定（耳孔と眼を結ぶ線が垂直）。その際、児の両手を挙上させながら頭部を固定すると安定する。

検者は、新生児の躯幹をまっすぐに伸ばし、両膝関節を上から押さえるように伸展させて固定する。

足板を足底部に当て測定値を読み取る。

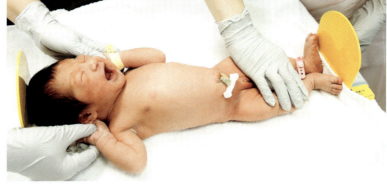

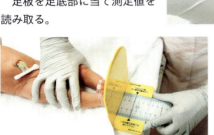

POINT
身長計使用時の注意点

- 新生児の下肢を強く伸展させないよう注意。特に、分娩時の体位が骨盤位であった児は、子宮内での姿勢により下肢の過伸展、股関節の過外転などがみられる場合がある。

胸囲の計測

新生児を仰臥位に寝かせる。新生児の後頸部を支えて上体を持ち上げ、メジャーを通す。

両乳頭上、肩甲骨直下を通過するよう、ぴったりとメジャーを巻き、呼気時に目盛を読み取る。

計測後は、上体を持ち上げ、メジャーを抜く。

- メジャーを抜く時は、無理に引き抜いて新生児の皮膚を傷つけないよう注意。

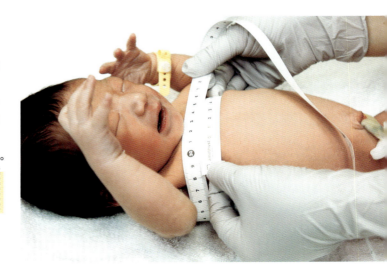

頭囲の計測

新生児を仰臥位に寝かせる。新生児の後頸部を支えて頭部を持ち上げ、メジャーを通す。

眉間と後頭結節を通るようにメジャーを巻き、目盛を読み取る。

計測後は、後頸部を支えて頭部を持ち上げ、メジャーを抜く。

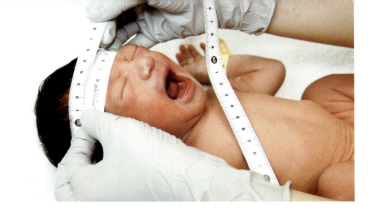

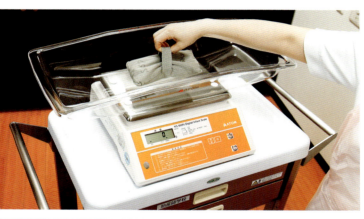

体重測定

1 体重計を水平な場所に置く。風袋で"0"であることを確認し、あらかじめ重さが分かっている砂嚢を載せて正確に測定できることを確認する。

2 一方の手で新生児の後頸部を、もう一方の手で殿部を支える。母指は鼠径部にかけ、残り4指で殿部を支えて抱き上げ、体重計に殿部から下ろす。

3 新生児から目を離さず、すぐに支えられる位置に手をかざす。

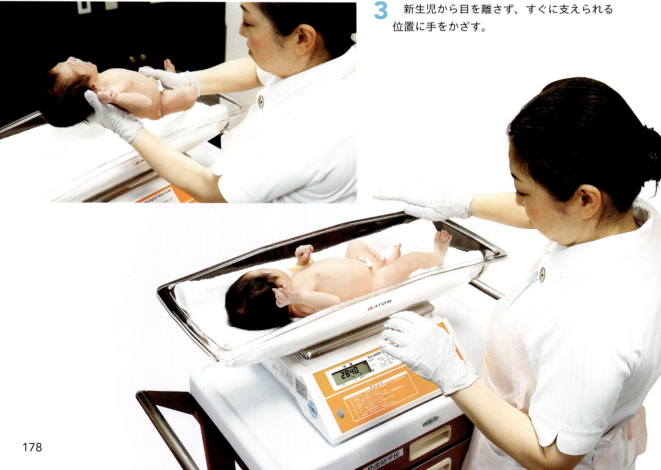

感染予防

感染予防
臍部の消毒と点眼の仕方を見る！

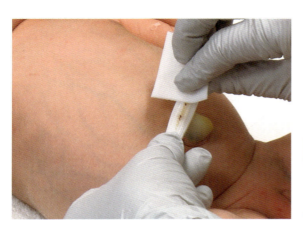

臍部の消毒

臍帯や臍帯の切断部をアルコール綿で清拭する。
切断面から出血がないか確認する。

おもな観察項目	
臍部	切断面から出血がないか

点眼または軟膏の塗布

1 出生直後は、羊水や血液が付着しているため、清浄綿（滅菌水で湿らせた綿花）で眼の周囲を目尻から目頭にかけて拭き、清潔にする。

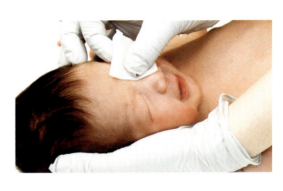

2 〈 点眼 〉

利き手に点眼薬を持つ。利き手側の第3指を新生児の下眼瞼の下に、反対側の手の母指で上眼瞼の上に当てて、下眼瞼の結膜を十分に露出させ、点眼する。
点眼後は、余分な点眼薬を清浄綿で拭き取る。反対側の眼も同様に点眼する。

2' 〈 眼軟膏の塗布 〉

点眼時と同様に清拭する。清潔な綿棒に眼軟膏を1mm程度とる。
新生児の下眼瞼を引いて眼瞼結膜に軟膏をのせ、瞼を閉じる。
あふれた軟膏は清浄綿で拭き取る。

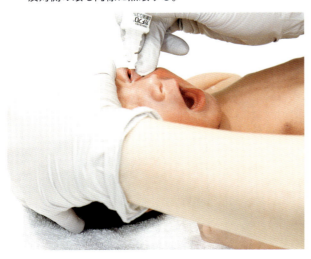

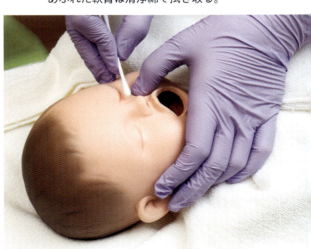

CHAPTER 3　出生直後の新生児の助産技術

2. 早期母子接触・早期授乳

早期母子接触は、カンガルーケアとも呼ばれ、初めて行われたのは1979年、コロンビアの首都ボゴタ市であった。経済危機によって生じた低出生体重児への保育器不足と、増え続ける親の養育遺棄に対する緊急措置として行われたカンガルーケアは、低出生体重児の死亡率の低下と親の養育遺棄減少という結果をもたらし、先進国へも普及していった。

日本では1995年にNICU入院中の児に導入され、今では多くの病院で行われている。当初は低出生体重児を対象に発達促進を目的としていたが、現在は正期産新生児と母親へのケアとして有効性も明らかにされ、正期産新生児対象の場合を早期母子接触と呼ぶ。

本項では、早期母子接触・早期授乳の安全かつ効果的な実践展開のポイントを紹介する。

早期母子接触の適応と準備

◆ 適応基準
◆ 必要物品の準備

早期母子接触の実施

◆ 早期母子接触中の環境
◆ 早期母子接触・早期授乳の手順
◆ 早期母子接触時のリスクマネージメント

早期母子接触の効果

早期母子接触の効果には以下のようなものがあり、母子にとって様々な恩恵をもたらす[1)-8)]。

- **新生児**：体温保持、血糖値の安定、啼泣の減少（呼吸循環の適応促進）、痛み刺激の緩和、より長く眠り静睡眠が多い、母体由来の常在細菌叢の形成（感染予防）　など
- **母体**：子宮収縮の促進、痛みの緩和、過度な乳房緊満の予防、愛着行動の増加や母親としての自信を強くする　など

- WHO/UNICEFは、1989年にThe Ten Steps to Successful Breastfeeding（以下、10ステップ）を、2018年には改訂版10ステップ[9)]を発出し、分娩期の支援であるステップ4は「出生直後からのさえぎられることのない肌と肌の触れ合い（早期母子接触）ができるように母親を支援する」とされ、出生直後数分以内から少なくとも1時間継続して、肌と肌の触れ合いをすることを推奨している。

早期母子接触の適応と準備

早期母子接触の実施において最も重要なことは、新生児の無呼吸発作などアクシデントの予防である。母子のさえぎることのない肌と肌の触れ合いを安全に行うには、適応基準の遵守と必要なモニタリングを適切に行うことが必須である。

適応基準

早期母子接触とは、正期産新生児に出生直後から分娩室でおこなう母子の肌と肌の触れ合いを示し、英名としては「early skin-to-skin contact」または「Birth Kangaroo Care」などと呼ばれている[10]。

早期母子接触の適応基準
（日本周産期・新生児医学会：「早期母子接触」実施の留意点.2012参照）[11]

母親の適応基準
1. 母親が早期母子接触を行う意思がある
2. バイタルサインが安定している
3. 母親が赤ちゃんを抱ける状態（疲労困憊していない）である
4. 医師・助産師が可能だと判断している

新生児の適応基準
1. 胎児機能不全や新生児仮死がない
2. 正期産新生児である
3. 分娩経過が正常であり、アプガースコア（→p.166参照）が1分値・5分値ともに8点以上。
4. SpO_2が10分後90%以上、15分後95%以上である
5. 低出生体重でない
6. 医師・助産師・看護師が可能だと判断している

必要物品の準備

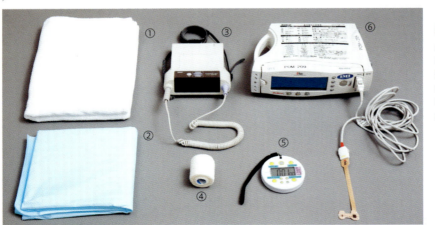

必要物品
① 常温の乾燥したバスタオル
② 吸水マット
③ 体温計
④ 自着性伸縮テープ
⑤ タイマー
⑥ パルスオキシメーター

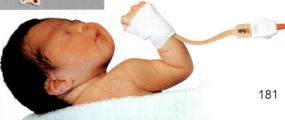

早期母子接触の実施

新生児には生後1時間の間に自ら吸着・吸啜できる行動能力がある。生まれて間もない新生児が自ら乳房を探し始める過程を体感することは、母親には感動的で最も効果的な授乳支援の機会になる。そのためには、安全性の確保とともに適切な環境の維持が必要である。

早期母子接触の有効性は国内外[1]-[8]で証明されており、厚生労働省が2015年に公表した「早期母子接触及び栄養管理の状況」によれば、分娩施設の88.2%において早期母子接触が実施されていると報告されている[12]。出生直後の新生児は、母親の胸元に腹這いでskin to skinで抱かれると、神経内分泌プロセスにより乳房探索反応を起こし、自ら這い上がり自分の力で乳房を吸い始める（下記「早期母子接触の新生児行動9ステージ」参照）。哺乳に関する新生児の反射には様々なものがあり、早期母子接触が安全に正しく実施されることで、新生児の哺乳行動（pre-feeding behaviors）がさらに促進され、より高い効果が期待できる。

新生児の哺乳行動について理解し支援スキルをもつことは、生理機能を活かし母子のもつ能力を最大限に引き出す助産技術の一つである。一方で、早期接触が行われる出生後早期は、胎児から新生児へ呼吸・循環の適応がなされる不安定な時期でもある。正常新生児、ローリスク新生児と判断された新生児であっても、重症脳性麻痺や新生児死亡の原因となり得る予期せぬ新生児急変が起こる可能性を理解し、一定の条件の下に安全に実施する必要性がある。

早期母子接触時の新生児行動9ステージ

	ステージ		生後（分）中央値（25～75IQR）*	動き
1.	The Birth Cry	出生時啼泣	0	出生直後強く泣く
2.	Relaxation	リラクセーション期	2（2-4）	口・頭・四肢は動かさずじっとしている
3.	Awakening	覚醒期	2.5（1-5）	頭・肩・四肢を動かす／眼を開け、口を動かす
4.	Activity	活動期	8（4-12）	眼を開けている、母親や乳房を見る、口をもぐもぐさせ、探索的動きが増える、声を出すsoliciting（sound）
5.	Rest	休息期	18（13-27）	活動の合間に休む、口の動きはみられる
6.	Crawling	匍匐反射期	36（18-54）	這い、横滑りし、跳ねて、乳房に向かう
7.	Familiarization	親和期	43（29-62）	乳輪や乳頭を舐めて母親と乳房になじむ
8.	Suckling	吸啜期	62（44-90）	口を開けて吸着・吸啜する
9.	Sleeping	睡眠期	70（53-79）	入眠する

*IQR：四分位範囲　　　　NPO法人日本ラクテーション・コンサルタント協会：母乳育児支援スタンダード 第2版. 医学書院, p.151, 2015.[13]より一部改変

早期母子接触中の環境

室温	あらかじめ室温を28℃以上に暖めておく。
照度	児の観察が可能な程度の、適度な照度に調整する。
静けさ	母親が集中してわが子に没頭し、主体的に振る舞えるような静けさが必要である。
体位	分娩終了後、分娩台を30度程度にギャッジアップし、母が快適でリラックスして過ごせるよう体位を整える。

- スムーズに早期母子接触が行えるよう、胎児心拍モニターのベルトは出生直前に外しておく。発露の前後に、産婦が児の出生を見守れるよう声をかける。
- 鏡などを活用し、児の哺乳行動を母も観察できるよう促す。

早期母子接触・早期授乳の手順

1 〈 早期母子接触の開始 〉

啼泣に問題がなく体色が良好であれば、児の鼻を上から下へガーゼでぬぐって羊水を拭き取り、すぐに早期母子接触を行う。
可能であれば臍帯切断前に母親に児を抱っこしてもらい、そのままお腹の上で臍帯を切断する。
羊水混濁・分娩遷延や分娩第2期遷延があった場合は、呼吸状態など、全身状態の観察を注意深く行い、早期母子接触を進めていく。

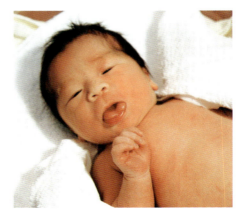

2 〈 観察開始 〉

出生直後1分・5分・10分・15分後にタイマーをセットし、全身の状態の観察を開始する。

3 〈 ポジショニング 〉

付着している羊水を乾いたタオルで拭き取り、母親の裸の胸元に児をやさしく腹這いに寝かせる。
母子のお腹とお腹が密着するように、児の顔を横に向け、体や手足がねじれていないか確認する。

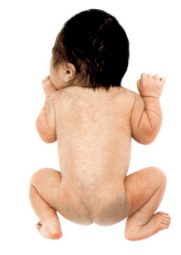

- 児の殿部（骨盤）を支えるとしっかり安定して抱くことができる。
- タオルの上からではなく、母親の手や腕で直接児の体を支える。
- 医療スタッフが抱き方を支援するときは、母親の手を介して児に触れるようにする。

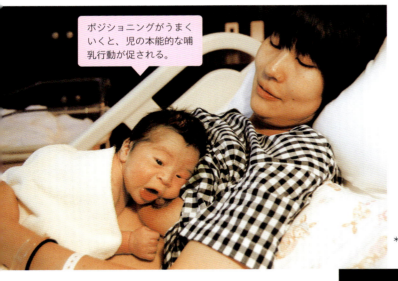

ポジショニングがうまくいくと、児の本能的な哺乳行動が促される。

＊撮影のためタオルの上から抱いているが、実際は直接肌が触れるよう手や腕で支える。

4 〈 照明の調節 〉

児の顔色が観察でき、児がまぶしくない程度に部屋の照明を調整する。
児の頭までタオルでくるみ、低体温を予防する。

5 〈 アプガースコア採点 〉

タイマーのアラームにしたがって、1分後・5分後のアプガースコアを採点する。

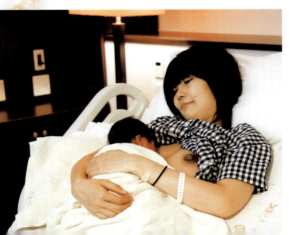

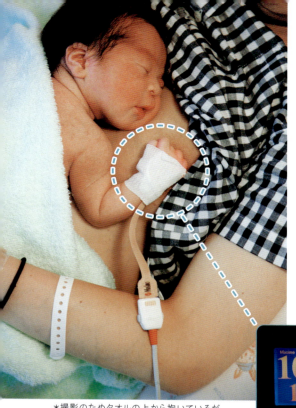

*撮影のためタオルの上から抱いているが、実際は直接肌が触れるよう手や腕で支える。

6 〈 パルスオキシメーター装着 〉

- 児の右手にパルスオキシメーターを装着する。
- SpO₂が10分後90％以上、15分後95％以上であれば、センサーを外し観察していく。

> - その後、新生児は自分の手を舐めたり、乳房に向かって移動したりといった行動をとるため、足に付け替えたほうが新生児の自然な動きを邪魔せず、必要なモニタリングが可能である。
> - SpO₂が85％以上あればチアノーゼを肉眼的に認めにくいことから、疑わしい場合には積極的にモニタリングする。しかし、正期産の健康な新生児の酸素飽和濃度が95％を超えるのは動脈管前（右手）では10分以上、動脈管後（左手・右足・左足）では約1時間以上かかることを示す報告もあり、出生直後は必ずしも100％を保つ必要はない[14]。
> - 基準値以下の場合は、呼吸状態の観察とSpO₂モニタリングを継続する。
> - 状況によっては、早期母子接触を一時中断しての観察や、新生児科医の診察を依頼することも検討する。

7 〈 母親の体位を整える 〉

- 分娩台を30度程度にギャッジアップし、母親がリラックスして過ごせるよう体位を整える。
- 母親の両腕の下にクッションや枕を入れたり、ベッド柵で支えると、授乳中でも児を抱きやすくなって安定する。

POINT
児の足底が母の腹壁に着く

- 児の足底が母親の腹壁に着くことで、児が足をけって伸び上がり、乳房に近づくことが可能になる。

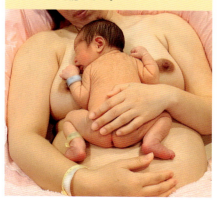

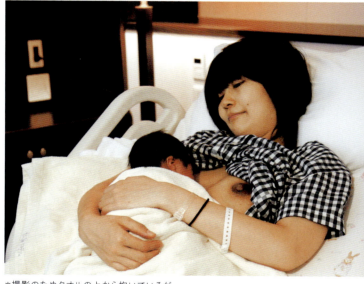

*撮影のためタオルの上から抱いているが、実際は直接肌が触れるよう手や腕で支える。

肌と肌が直接触れ合うことが大切

- 母親はタオルを介さずに両手で児の殿部を支える。
- 母親と児の肌と肌（skin to skin）が触れ合うことで、オキシトシンの分泌や新生児の探索行動、哺乳行動が促進される。
- また母親が児の殿部を直接手で支えると、より安定して抱くことができる。

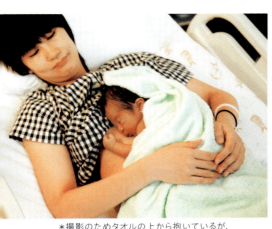
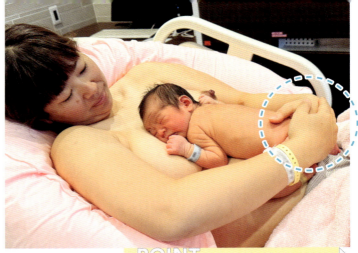

＊撮影のためタオルの上から抱いているが、実際は直接肌が触れるよう手や腕で支える。

POINT
殿部を支える
- 母親の手で直接児の殿部を支えると、しっかりと安定して抱くことができる。
- 児の殿部を支え、児の頭部が自由に動くように抱き、乳頭の探索行動を支援する。

8 〈児の抱き方を支援〉
- 胎盤娩出や縫合時も、母親がしっかり抱いていられるよう抱き方を説明する。
- 児の殿部を支え、児の頭部が自由に動くように支える抱き方を支援する。

9 〈出生後15分：体温測定〉
- 室温は30℃程度まで上げる（分娩室全体が保育器のようなイメージで）。できるだけ母親と児は肌と肌（skin to skin）で触れ合えるようにしておくことが望ましい。
- 出生後15分程度経過したら、体温測定を行う。
- 体温は37℃以上を保つように、必要時には温めた掛け物に替えたり、帽子をかぶせたりして低体温を予防する。

頭からの放熱防止
- 新生児は頭部の比率が大きく、頭からの蒸散で放熱する。
- 帽子をかぶせて、頭からの放熱を防止し、低体温を予防してもよい。

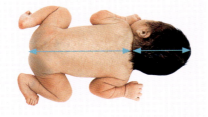

＊撮影のためタオルの上から抱いているが、実際は直接肌が触れるよう手や腕で支える。

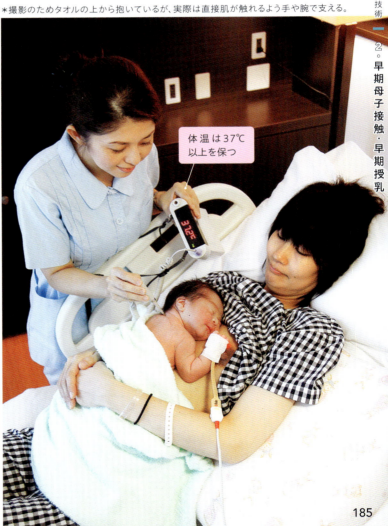

体温は37℃以上を保つ

185

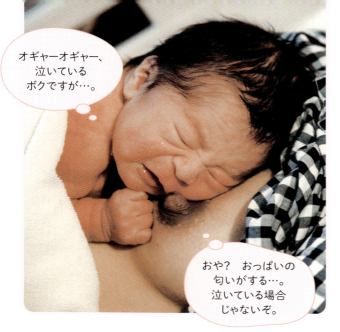

10 〈 探索行動[15] 〉

- 出生後20分程度たつと、児が乳頭を探すなど探索行動がみられるようになる（探索行動がみられる時期は、赤ちゃんの個性によって異なり、もっと早い児、もっと遅い児もいる）。
- 母親と家族に児の哺乳行動を説明し、哺乳（ラッチオン）するのを根気よく見守り、必要時に手を貸す。
- 児が眠り始める1時間前後までを目安に、初回から直接授乳を開始するのが望ましい。
- 分娩経過や児の出生体重などの状況をアセスメントし、必要時には早期に授乳できるよう介助する。

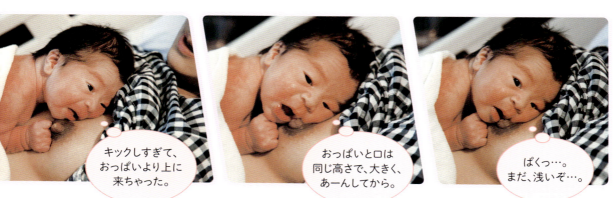

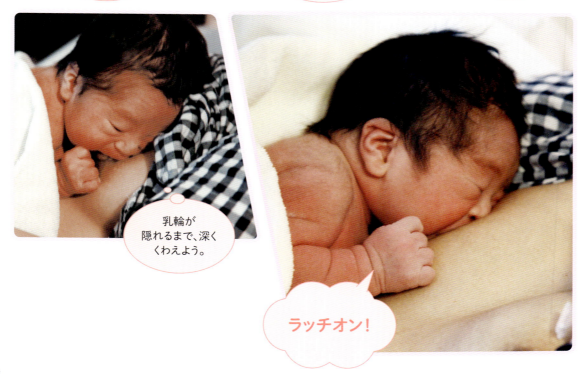

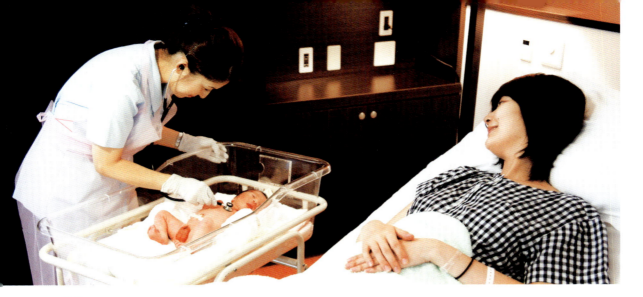

11 〈 体色・体温・呼吸状態の観察 〉

児の体色・体温・呼吸状態について観察し、母親や家族に説明する。記録などは分娩室内で行い、助産師は部屋を離れないことを原則とする。やむを得ず助産師が部屋を離れる場合には、児の顔色が悪い、呼吸が止まる、うなり声が出るなど、児の異変に気づいたら遠慮なくナースコールなどですぐに知らせるよう母親に説明する[16]。

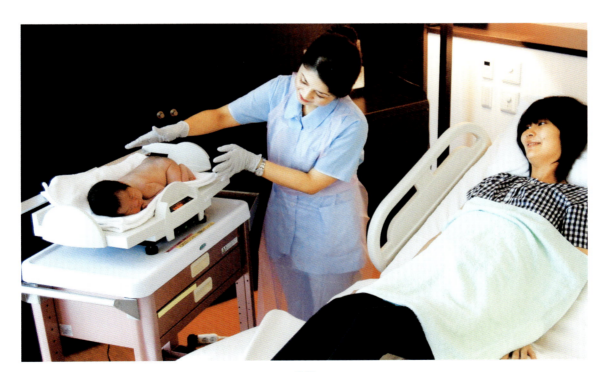

12 〈 診療録の記載 〉

早期母子接触実施に関する診療録を記載する（実施内容、母子の状態を観察したことなど）[17]。

13 〈 児の計測 〉

授乳が一段落し、児が眠り始めたら、児の計測などを始める。
計測の際は、体重計一式を分娩室内に運び、母親のもとで実施する。

早期母子接触時のリスクマネージメント

　早期母子接触中の新生児の急変に挙げられるリスクファクターには、「初産婦」「経腟分娩」「パルスオキシメーターが装着されていない」「医療スタッフが付き添っていない」「早期母子接触中の直接授乳」などがある[18]。

　実施の留意点には、①妊娠中に早期母子接触について十分に説明し、希望の有無を確認すること、②新生児蘇生法（NCPR）の研修を受けたスタッフを常時配置すること、③早期母子接触中はスタッフが付き添い継続的な観察もしくはパルスオキシメーターによるモニタリングを行うこと、④施設の適応基準・中止基準・実施方法を遵守し早期母子接触ができる状態であるかを評価することなどがあげられ、リスクマネージメントが必要不可欠である。

　早期母子接触は、新生児と母親が五感を通じて直感的で感覚的な相互コミュニケーションを行う場となり、母親の新生児の能力への気づきと母子の相互作用を促す。医療スタッフはリスクマネージメントの上に母子の本能的行動への支援があることを十分に理解し、器械的モニターだけでなく、人的モニタリングと物理的・心理的環境の調整が大切である（下記参照）。

　また各施設においては、関連多職種で施設に応じた基準や手順の開発やスタッフ教育など安全の基盤となるシステム作りをすることが必要となる。

臨床で実施するリスクマネージメント
（文献11を基に作成）

❶ 出生後2時間以内の新生児の呼吸障害に注意する
❷ 出生後1時間は、児の低体温に注意する
❸ 母親と児のポジショニングの確認→安全を確保する
❹ 羊水混濁・分娩遷延・胎児機能不全のケースには児のバイタルサインや全身状態の変化に注意する
❺ 母親と家族のモニタリング（母親の傾眠傾向に注意）
　→母親の直観的感性を大切にする
❻ 母親が自分の思いを言語化でき、自信がもてるように一方的な指示や質問は避ける
❼ 児のバイタルサインや全身状態を記録する

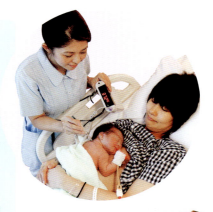

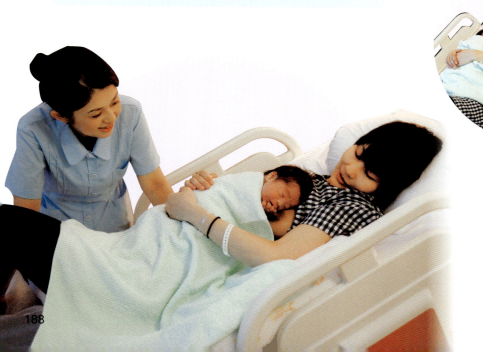

STUDY　○　SUPC（sudden unexpected postnatal collapse）とは

2016年末までに産科医療補償制度の対象で、重度脳性麻痺となった45事例のうち、10例が早期母子接触中の事例であった。この10例は、分娩から2時間以内で、夕方17時から朝9時までの夜勤帯で発生した事例であった。

近年では、生後1週間以内にローリスク新生児に発生するSUID（sudden unexpected infantdeath）／SIDS（乳幼児突然死症候群：sudden infant death syndrome）と重度のALTE（乳幼児突発性危急事態：apparent life-threatening event）を包括するSUPCという疾患

概念が、欧米諸国を中心に広まりつつある[19]。

SUPCは、一見健康な新生児に発生する予期せぬ心肺機能不全であり、結果として児が死亡もしくは脳性麻痺などの重度の後遺症を残す病態である。British Association of Perinatal Medicine（BAPM）は、①出生直後に異常を認めない、②陽圧換気を含めた蘇生を要する心肺機能不全状態で発見された、③出生から7日以内に発症、④死亡あるいは脳症発症の有無を問わず集中治療管理を要した場合、以上の要件を満たす場合をSUPCと定義している。

COLUMN　　応答的授乳（responsive feeding）

早期母子接触は母子相互作用を促進させ、出産直後の母親が赤ちゃんの欲しがるサインに応じて授乳をする「応答的授乳」をスムーズにスタートさせるきっかけにもなる。応答授乳は、母乳育児確立と共に、母子の愛着形成や精神発達にポジティブな影響を与えるといわれ、助産師にとって重要な育児支援の一つである。

近年、UNICEF/WHOは、乳幼児が健康に育つために「responsive feeding」を推奨しており、母親が子供の空腹と満腹の兆候をよく理解し、適切に対応していくことで、乳幼児の睡眠への効果、長期的には栄養不良や肥満などの予防、食事習慣などに役立つことが明らかにされている。

現在、世界的には6か月未満の母乳栄養（exclusive breastfeeding）が42%へ増加していると報告されているが、日本では2022年に厚生労働省およびこども家庭庁が発表し

た調査によれば、生後1か月の母乳栄養が33.1%へ低下している。母乳栄養は母子の条件に合わせるのを前提とするが、日本における母乳率低下は、公衆衛生上の懸念ともいえる。

授乳は、出産直後の早期母子接触中に赤ちゃんが乳頭に吸着するときから始まる。医療者が、安全で温かな環境で新生児の哺乳行動を理解し見守ることは、新生児の本能的行動を促進させる支援であり、母親や家族が、新生児の持つ力を目のあたりにできるチャンスとなる。分娩台で「赤ちゃんが自分の力で吸ってくれた」という母親の体験は、母親が赤ちゃんのニーズに応えようとする行動を導き、母乳育児継続の鍵となる。医療者は、将来の子どものベネフィットを見据えて、出産直後から母子とその家族にとって有益な環境提供をすることが望まれる。

CHAPTER 3
出生直後の新生児の助産技術

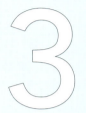

3. 新生児の蘇生法

　出生直後の新生児は、胎内生活から胎外生活に適応していくダイナミックな変化をとげている。その中で、出生時に何らかの処置を必要とする正期産児は全分娩の約15％、そのうち約10％は皮膚乾燥と刺激で自発呼吸が出現する[1]。臨床においては、時に予測しえない突然の急変や、高度な蘇生を必要とするケースを目の当たりにすることがある。「すべての分娩に少なくとも1人が、新生児の蘇生を開始できる要員として立ち会う」とアメリカ心臓協会（AHA*）が強調しているように、助産師には分娩時の母子の健康状況を的確に把握し、対応できる判断能力と技術が求められている。

　本項では、改訂された「日本版新生児蘇生法ガイドライン2020」をもとにしながら、助産師がとるべき行動を解説する。

- 分娩期からの準備
- 新生児蘇生法（NCPR）アルゴリズム
- 蘇生法の実施

◆ 必要物品・薬品の準備
◆ Process 1　蘇生の初期対応
◆ Process 2　蘇生の初期処置の効果と評価
◆ Process 3　自発呼吸ありの場合
◆ Process 4　人工呼吸の実施
◆ Process 5　人工呼吸の評価と次の対応

> ● 日本周産期・新生児医学会により、国際基準に則った「日本版新生児蘇生法（NCPR**）ガイドライン2020」に基づいた普及事業として、蘇生法の講習会が行われている。1名でも多くの助産師の受講が望まれる。

* American Heart Association,
** neonatal cardio-pulmonary resuscitation

分娩期からの準備

新生児の蘇生に備えて、分娩期から出生後の児の状態を予測し、緊急時の情報伝達や連携の手順を、施設ごとにチーム内で確認しておくことが重要である。

分娩経過から、出生後の児の状態をある程度予測して準備をすることは重要である。
しかし、胎児心拍数モニタリングにより異常なパターンが得られた場合、その対応は一律ではない。
母子の状態や背景、分娩施設の状況や設備・人員など、緊急時の対応能力によって、与えられた条件下で最善と考えられる対応を行う。

産科診療所や小規模産科病院においては、ローリスクからハイリスクへの変化、正常からの逸脱を早く察知し、自施設で対応できない場合は適切な時期に高次医療機関への紹介・搬送が必要となる。

また、搬送先である周産期センターが担う役割は大きく、特に自施設内の部署間での連携は、チーム医療を行ううえでとても重要である。

以下は周産期センター分娩室内における、正期産の出生直前フローチャートの一例である。
あらかじめ、産婦にリスク因子や合併症がある場合には、母体の血管確保をしておく。普段から分娩室とNICUの情報交換を密にすることが重要であり、双方のリーダーが顔を合わせて情報の共有が必要である。

周産期センター分娩室内における、正期産の出生直前フローチャートの一例

1・正常からの逸脱

◇ 強度の羊水混濁
◇ 頻発する高度変動一過性徐脈や、遅発一過性徐脈、遷延一過性徐脈
  ➡ 分娩室は蘇生場所（ラジアントウォーマー、あるいは処置のできる診察台）に近く、スタッフの動線が短いのが理想

2・チームの連携

◇ 直接介助者：分娩進行の把握と分娩準備
◇ 間接介助者：急速遂娩の準備、他スタッフへ情報伝達、新生児蘇生準備
  ➡ 産科上級医師*へ立ち会い依頼・連絡
  ➡ 新生児科医師への連絡、NICUリーダーへ連絡
  ＊複数の産科医師がいる周産期センターでは、リスクによって立ち会い医師の担当が決まることがある。

3・新生児の蘇生法アルゴリズムの実践（次頁）

CHAPTER 3

出生直後の新生児の助産技術

③・新生児の蘇生法

新生児蘇生法（NCPR）のアルゴリズム（2020年版）

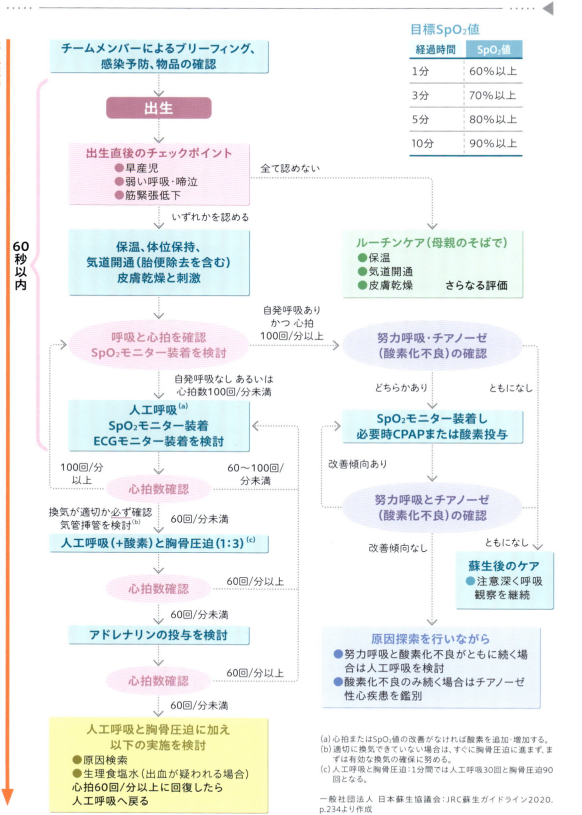

蘇生法の実施

新生児蘇生法（NCPR）のアルゴリズムに従い、初期処置（保温、体位保持、気道開通、皮膚乾燥、刺激）を行った後、各チェックポイントで呼吸と心拍の評価を行い、人工呼吸や胸骨圧迫、アドレナリンの投与などを検討する。

必要物品・薬品の準備

酸素供給源

空気・酸素混合器（酸素ブレンダー）の使用が望ましい

ラジアントウォーマー

パルスオキシメーター

吸引器

必要物品

① ラジアントウォーマー
② バスタオル2〜3枚
③ 口腔内吸引カテーテル 8〜10Fr
　（羊水混濁例では12Frまたは14Fr。早産には6Frまたは8Fr）
④ バルブシリンジ
⑤ 酸素供給源
⑥ 吸引器（圧を確認し、100mmHgを超えない）
⑦ 推定体重に合った酸素マスク
⑧ 流量膨張式蘇生バッグまたは自己膨張式蘇生バッグ（破損の有無を確認）
⑨ 新生児用聴診器
⑩ パルスオキシメーター
⑪ 喉頭鏡（ライト確認）
⑫ 気管チューブ（体重によって 2.0、2.5、3.0、3.5mm）
⑬ 固定用テープ（体重に合わせ適切な長さ・幅にカット）
⑭ 栄養チューブと専用シリンジ
⑮ 呼吸CO_2検出器
⑯ 心電図モニター
⑰ 体温計

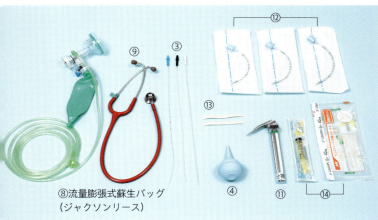

⑧ 流量膨張式蘇生バッグ（ジャクソンリース）

薬品

❶ 5％ブドウ糖・20％ブドウ糖
❷ 生理食塩水
❸ 炭酸水素ナトリウム（メイロン® など）
❹ アドレナリン（ボスミン® など）
❺ グルコン酸カルシウム水和物（カルチコール® など）

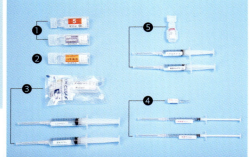

Process 1 蘇生の初期対応

出生直後のチェックポイント（早産児、弱い呼吸・啼泣、筋緊張低下）のいずれかを認める場合、蘇生の初期処置に入る。

> ● チェックポイントをすべて認めない場合は、ルーチンケア（保温、気道開通、皮膚乾燥）を羊水混濁の有無にかかわらず母親のそばで行い、その後、児の評価を行う。（→Chapter3-1参照）

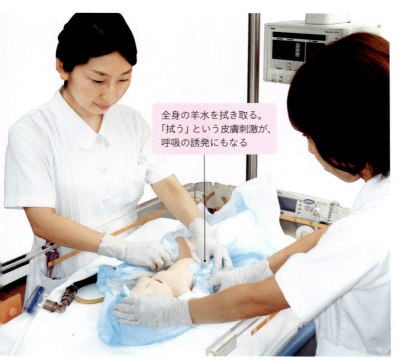

全身の羊水を拭き取る。「拭う」という皮膚刺激が、呼吸の誘発にもなる

1 〈 皮膚乾燥、保温 〉

児の皮膚から水分を除去し、乾いたタオルでよく拭き、乾燥させる。
児の保温のためには、あらかじめラジアントウォーマーを温めておき、その下で治療や蘇生を行う。その際、児の下に敷いた湿ったタオルは適宜交換する。
室内温度は26℃以上に保つ。
ラジアントウォーマーを設置する場所と、空調の吹き出し口の位置にも注意する。

POINT
新生児の保温
- 体温36.5〜37.5℃に維持する。
- 出生直後に羊水でぬれた体表からは、熱が奪われて体温は容易に低下する。
- 低体温は酸素消費量を増大させ、低酸素症やアシドーシスを悪化させる。
- あらかじめ、温かいタオルを常に複数枚用意しておくとよい。ただし、正期産の健康な新生児には、室温のタオルで問題ない。
- 環境温を26℃以上に保つ。

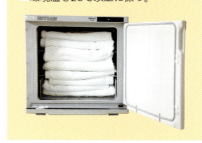

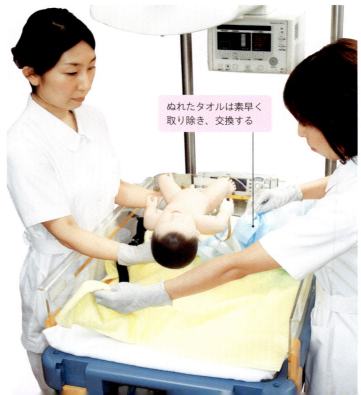

ぬれたタオルは素早く取り除き、交換する

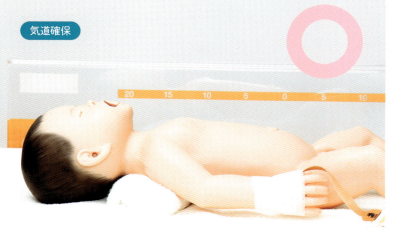

気道確保

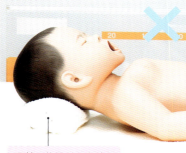

肩枕の位置が上すぎる

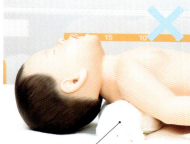

肩枕が高すぎる

2 〈 気道確保 〉

肩枕を使用して体位を保持し、気道確保を図る。
新生児は後頭部が大きいため、肩枕を入れることで気道確保を行いやすい。仰臥位で、前屈しすぎても後屈しすぎてもいけない。必ずsniffing position*をとる。

*においを「かぐ」ときのように、鼻先から顔を出すような姿勢。喉を伸展することで気道を広げる。

3 〈 必要時、口鼻腔吸引を行う 〉

正期産児8〜10Fr、早期産児・低体重児6Frまたは8Fr。
吸引を行う場合は、口から鼻の順番で行う。
⇒ 1回の吸引操作は口腔・鼻腔内それぞれ5秒程度。
吸引圧100mmHg（13kPa）以下。

> 鼻腔吸引により自発呼吸を誘発しやすいため、まず口腔吸引して口腔内分泌物を除去し、自発呼吸による分泌物の誤飲を防ぐ。

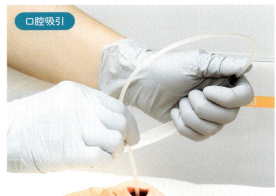

口腔吸引

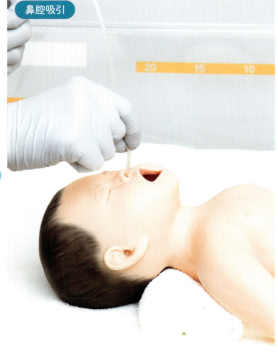

鼻腔吸引

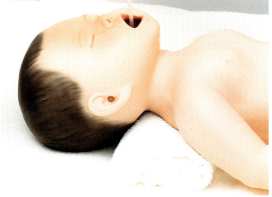

吸引の順番は口→鼻。それぞれ5秒程度にとどめる。

195

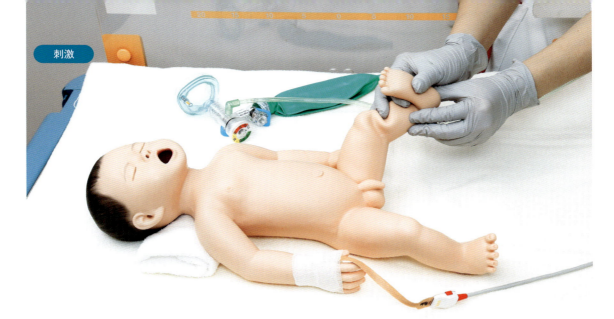

4 〈刺激〉

- 足底を刺激し、タオルを用いて水分を拭き取りながら優しく背中をこするなどして、自発呼吸を促す。
- 湿ったタオルは適宜交換し、体温維持に注意しながら有効な自発呼吸が開始するよう刺激を続ける。皮膚を乾燥させながら刺激し、再度、気道確保の体位をとり直す。

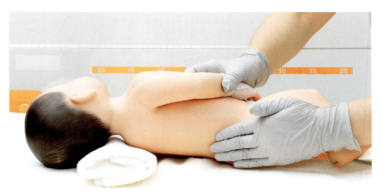

Process 2 蘇生の初期処置の効果と評価

蘇生の初期処置はおおむね30秒を目安に行い、遅くとも出生後60秒以内に呼吸と心拍の2項目を評価する。

◇ 自発呼吸がない、または心拍数100回/分未満
　➡ 人工呼吸を開始（→Process 4）

◇ 自発呼吸があり、心拍数100回/分以上
　➡ さらに努力呼吸と中心性チアノーゼを確認（→Process 3）

POINT

心拍数とSpO₂値の計測

- 臍帯動脈の拍動触知は過少評価しやすいため、心拍リズムを声に出すか、指で合図して周囲のスタッフに周知する。心拍数を聴診器で6秒間聴診して10倍すると1分間の心拍数となる。
- パルスオキシメーターは波形が正しく出て測定できれば、心拍数とSpO₂値について信頼性があり、正確である。
- 測定できない場合は皮膚色（口唇・口腔内粘膜・躯幹）で判定するが、信頼性は低く見落としやすい。
- 心電図モニターは心拍数の検出が早く正確であり、処置を中断する必要がない。

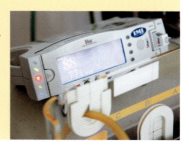

Process 3 自発呼吸ありの場合

蘇生の初期処置の評価において、自発呼吸があり、心拍数100回/分以上の場合は、さらに努力呼吸と中心性チアノーゼを確認する。

- **努力呼吸**：陥没呼吸、呻吟、多呼吸（60回/分）
- **中心性チアノーゼ**：口唇、口腔内粘膜、躯幹など、身体の中心部分にみられるチアノーゼ

1 パルスオキシメーターを右手に装着して、酸素化を評価する。

2 努力呼吸か中心性チアノーゼを認めた場合、空気による持続的気道陽圧（CPAP：continuous positive airway pressure）またはフリーフロー酸素投与を行う。

CPAP

CPAPを行う場合は、5～6 cmH₂Oを目標とし、8 cmH₂Oを超えないよう、マノメーターにより管理する。

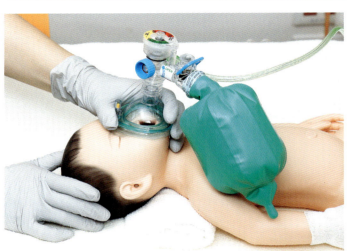
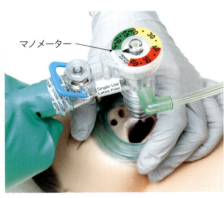

マノメーター

フリーフロー酸素投与

正期産の新生児に対しては、酸素投与よりも圧が大事とされ、100％の酸素使用はできるだけ避けることが推奨されるようになった。それは、100％の酸素投与を行うと、空気による蘇生よりも第一呼吸の開始がかえって遅れる、死亡率が増加する、脳に有害な生化学的変化を起こす可能性があるなどの副作用が明らかにされてきたからである。過剰な酸素投与がもたらす活性酸素により、細胞レベルでの酸素毒性の問題も指摘されている。SpO₂を指標としながら、常に必要最小限の酸素濃度を使用するように心がけ、SpO₂が95％以上の時は積極的に酸素濃度を下げていく。

◇ CPAPか、フリーフロー酸素投与の30秒後でも、SpO₂低値か、努力呼吸を伴う中心性チアノーゼがある場合は、バッグ・マスク法による人工呼吸を開始する。

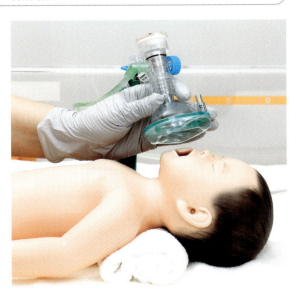

Process 4 人工呼吸の実施

蘇生の初期処置の評価において自発呼吸がないか、心拍数100回/分未満の場合、人工呼吸を行い、30秒後に評価する。

Process 3で30秒後に改善が見られない場合も、人工呼吸を検討する。

人工呼吸

人工呼吸は、出生から60秒以内に実施する。
自己・流量式バッグのどちらでも実施可能。流量膨張式バッグでは、マノメーターを必ず使用する。
20〜30mmHgの圧を目安に、胸郭の上がり具合を目で確認しながら、40〜60回/分の換気を行う。

POINT
過剰酸素投与を避ける

■ 空気・酸素混合器（酸素ブレンダー）があることが望ましい。
■ 酸素ブレンダーがない場合は、自己膨張式バッグに酸素を接続すると、吸入酸素濃度が最大40％まで使用できる。40％以上にする場合は、自己膨張式バッグにリザーバーをつける。

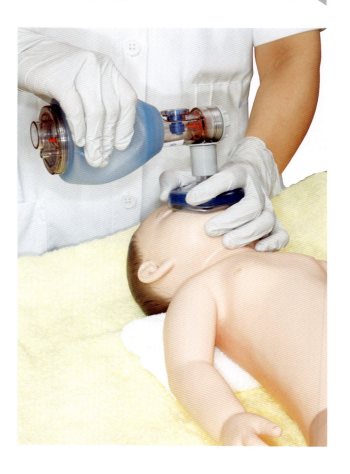

COLUMN 出生後の啼泣が弱い！筋緊張が弱い！

蘇生が必要となった、あるケースを紹介しよう。

夜勤帯に、経産婦が5時間ほどの経過で順調に分娩した。胎児心拍数モニタリングにも問題なく、児もすぐに泣くはずであった。

ところが、泣かない！筋緊張も弱い。直接介助をした助産師が必死に刺激をしたところ、「ふえっ」とひと泣きしたが、後が続かない。間接介助の助産師は、母親に「しっかり泣いてきますね」と説明して児を抱き、産科の立ち会い医師とともに廊下に出て、スタッフステーション内にあるラジアントウォーマーへと向かった。

予期せぬ蘇生であったため、吸引器のスイッチも、酸素流量計も準備されていなかった。ほかのスタッフは他の分娩に立ち会い中で、人手が少ない中、刺激を続けていった。やはり啼泣が弱い。ちょうど、戻ってきたスタッフが、新生児科の医師をコールした。5分後、医師が到着した。

児は、新生児仮死、自然気胸と診断された。幸い、NICUで治療後、日齢4日目には母子同室となった。

蘇生は、1人では行うことができない。チームで連絡を取り合いながら、1秒でも早く必要な処置ができるかどうかが、児への"優しいケア"の実現につながる。

Process 5 人工呼吸の評価と次の対応

◇ 有効な人工呼吸を行っても改善がなく、心拍数60回/分未満の場合
- ➡ 換気が適切か必ず確認し、気管挿管を検討
- ➡ 人工呼吸(+酸素)と胸骨圧迫の開始

POINT 新生児の徐脈
■ 新生児の徐脈は呼吸原性のことが多いため、人工呼吸で改善することが多い。

人工呼吸：胸骨圧迫＝1：3　＊1分間では人工呼吸30回に胸骨圧迫90回となる

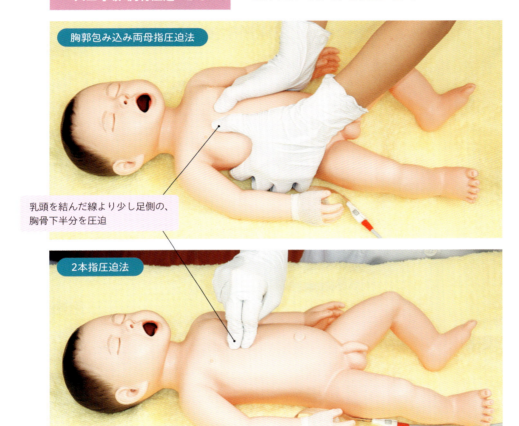

胸郭包み込み両母指圧迫法

乳頭を結んだ線より少し足側の、胸骨下半分を圧迫

2本指圧迫法

改善せず、心拍数が60回/分未満

◇ アドレナリン(ボスミン®)の投与を検討する。第一に経臍静脈投与を考慮し、末梢静脈を速やかに確保できる状況では末梢静脈路を用いて、10倍希釈を0.1～0.3mL/kg投与し、約30秒ごとに心拍を確認して60回/分未満であれば3～5分ごとに投与する。気管内投与を行うときは、0.5～1mL/kgを投与する。

◇ 失血が疑われたり、潜在的出血が存在する場合には、循環血液増加薬として生理食塩水、乳酸リンゲル液、O型Rh(−)赤血球(10mL/kg)を、経静脈的に5～10分かけて投与する。

蘇生初期処置の後

● 分娩室では最小限の処置が行われ、速やかにNICUへ移動することが多い。低血糖に注意しながら、蘇生後の管理が行われていくことになる。

● 出生直後の新生児のケアにあたる助産師は、蘇生法を十分に理解し、日頃から訓練しておくことが重要である。蘇生法の習熟は、児を後遺症なく生存させ、母親と家族の安心につながる。

巻末資料

超音波胎児計測の標準化と日本人の基準値／日本超音波医学会

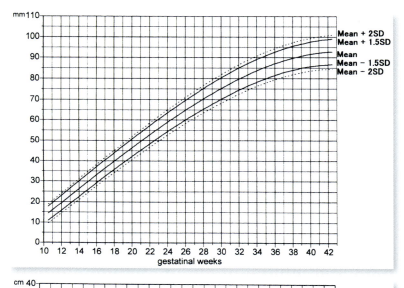

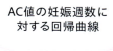
BPD値の妊娠週数に対する回帰曲線

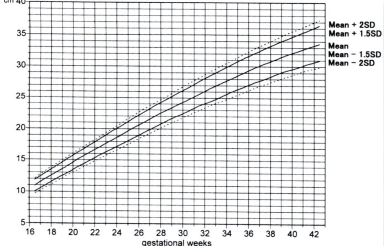

AC値の妊娠週数に対する回帰曲線

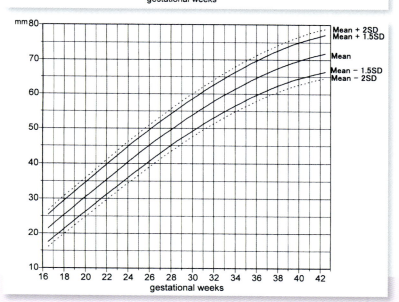

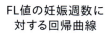
FL値の妊娠週数に対する回帰曲線

胎児体重推定式
(EFW)

$$EFW = 1.07 \times BPD^3 + 0.3 \times AC^2 \times FL$$

EFW：胎児推定体重(g)
BPD：児頭大横径(cm)
AC：腹部周囲長……エリプス計測(cm)
FL：大腿骨長(cm)

胎児体重の
妊娠週数毎の基準値

gestational age	-2.0SD	-1.5SD	EFW(g) mean	+1.5SD	+2.0SD
18W+0	126	141	187	232	247
19W+0	166	186	247	308	328
20W+0	211	236	313	390	416
21W+0	262	293	387	481	512
22W+0	320	357	469	580	617
23W+0	386	430	560	690	733
24W+0	461	511	660	809	859
25W+0	546	602	771	940	996
26W+0	639	702	892	1,081	1,144
27W+0	742	812	1,023	1,233	1,304
28W+0	853	930	1,163	1,396	1,474
29W+0	972	1,057	1,313	1,568	1,653
30W+0	1,098	1,191	1,470	1,749	1,842
31W+0	1,231	1,332	1,635	1,938	2,039
32W+0	1,368	1,477	1,805	2,133	2,243
33W+0	1,508	1,626	1,980	2,333	2,451
34W+0	1,650	1,776	2,156	2,536	2,663
35W+0	1,790	1,926	2,333	2,740	2,875
36W+0	1,927	2,072	2,507	2,942	3,086
37W+0	2,059	2,213	2,676	3,139	3,294
38W+0	2,181	2,345	2,838	3,330	3,494
39W+0	2,292	2,466	2,989	3,511	3,685
40W+0	2,388	2,572	3,125	3,678	3,862
41W+0	2,465	2,660	3,244	3,828	4,023

胎児推定体重(EFW)の
妊娠週数に対する
回帰曲線

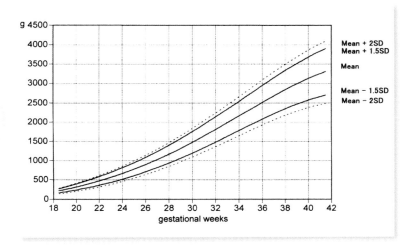

索引

あ

アールフェルド徴候	123
アクティブチェア	89
アドレナリン	50、199
アナフィラキシー	138
アナフィラクトイド反応	141
アプガースコア	160、166、183
アロマセラピー	52
安藤の方法	28

い

一次精査, 胎盤の	127
一過性徐脈	66
一過性頻脈	66
今井の方法	28
イメジェリー	97
院内助産	27、41

う

運動神経ブロック評価	151

え

会陰縫合	130、131
会陰裂傷	130

お

応答的授乳	189
オキシトシン	50、75
オルトラーニ法	176
温罨法	92、95

か

外陰血腫	132
開排制限	176
ガウス頤部触診法	23
活動期	61、74
感覚神経ブロック評価	151
カンガルーケア	180
間欠	73、74、80、87、89、94
間欠的児心拍聴取	65
鉗子遂娩術	119
鉗子適位	119
鉗子分娩	119
——の介助	121
間接介助者	58
感染防護	58

き

基線細変動	66
気道確保	137、195
吸引器	53
吸引遂娩術	119
吸引分娩	119
——の介助	121
吸啜反射	171
キュストネル徴候	123

か

仰臥位低血圧症候群	120、150、158
仰臥位での分娩介助	100
局所麻酔中毒	148、153
緊急帝王切開	119、120、121、155

く

クスコ式腟鏡	70、129
くも膜下腔迷入	148

け

頸管展退度	69
計測 (妊婦健診時)	27
痙攣	141
血液凝固阻止薬	158
原始歩行	171
減速期	61

こ

高位脊髄くも膜下麻酔	148、153
後陣痛	132
後方後頭位	71
硬膜外カテーテルキット	146
硬膜外麻酔	143
——の体位	148
——分娩経過表	149
コールドテスト	151
個人防護用具 (PPE)	58
骨盤位の予防とケア	21
骨盤外計測	30
骨盤計	30
骨盤の蝶番運動	74

さ

臍帯	128
——巻絡	103
——の切断	106
臍帯血採血	107
最大傾斜期	61、74
最大羊水深度 (MVP) 法	47
ザイツ法	22
座位での観察とケア	87
サポーティブケア	117
産科危機的出血	138、139
酸素	53
——投与	137
——飽和度の測定	166
産徴	79
産痛緩和のケア	
座位	89
膝手位	92
側臥位	95
歩行中	86
立位	84
産瘤	173

し

指圧	92
弛緩出血	125、138
子宮口開大度	61、68、69
子宮口の位置	69
子宮収縮	66、80、83、85、87、94
——止血薬	158
——の評価	161
——薬	158
子宮腟部硬度	69
子宮底測定	28
子宮底長	29
——の異常	28
子宮底の高さ	29
子宮底の長さ	28
子宮底マッサージ	129
子宮の左右偏位	137
子宮復古	47、132
視診 (入院時)	78
児心音計	64
持続的気道陽圧 (CPAP)	197
膝胸位	75
膝手位 (四つんばい) での　観察とケア	91
膝手位 (四つんばい) での　分娩介助	108
児頭下降度	69
児頭骨盤不均衡 (CPD)	22、30
児頭大横径 (BPD)	45
脂肪乳剤	147、153
ジモン式腟鏡	129
手術部位感染 (SSI)	158
シュルツェ様式	125
シュレーダー徴候	123
昇圧薬	147、158
常位胎盤早期剝離	127、141
初期蘇生	160
触診 (入院時)	80
触診 (妊婦健診時)	18、32
助産師外来	27、41
助産所	26
ショック	137、138
ショックインデックス (SI)	136-139
人工呼吸	198
新生児蘇生法 (NCPR)	192
新生児の低体温防止	113
新生児の保温	194
新生児用聴診器	168
陣痛計	64
陣痛持続時間	61、63
陣痛周期	61、63

す

水中分娩室	56
スタンダードプリコーション	58
ストラスマン徴候	123

せ

清拭 99
脊髄くも膜下麻酔 143、158
前駆陣痛 63、79
全脊髄くも膜下麻酔 148、153
選択的帝王切開分娩 155
潜伏期 61

そ

早期授乳 180
早期母子接触 160、180
双手圧迫 140
創部圧迫 140
側臥位での観察とケア 93
側臥位での分娩介助 114
足浴 90

た

胎位・胎向 18、24、41、44
第5腰椎棘突起 31
胎児回旋 62
胎児機能不全 (NRFS) 121、152、158
胎児心音聴取 24、25
　——部位 24
胎児心拍 83、86、88
胎児心拍数 25
　——基線 66
　——陣痛図 66
　——モニタリング 38、64、65、79、80
胎児推定体重 (EFW) 46
胎児のwell-being 41、64、66、72
大腿骨長 (FL) 46
胎盤の観察 127、128
胎盤剥離徴候 123
胎盤娩出機転 125
胎盤娩出法 124、126
胎胞 69
単結節縫合 131
ダンカン様式 125
探索反射 171
弾性ストッキング 156

ち

腟内ガーゼタンポン 140
腟内バルーン 140
腟壁血腫 132
超音波検査 40
　経会陰—— 71
　経腟—— 47
超音波ドプラ 25、73、88、92、94
直接介助者 58、156、191

つ

墜落産 75
ツボ押し 90、95

ツボ療法 21

て

テストドーズ 148、149

と

頭血腫 173
トラウベ 26

な

内診 (入院時) 81
内診 (妊婦健診時) 38
内診の手順 67

に

2時間値 132
二次精査、胎盤の 128
乳幼児突然死症候群 (SIDS) 189
乳幼児突発性危急事態 (ALTE) 189
妊娠高血圧症候群 (HDP) 65、81、141
妊婦健診 14、26、39

ね

ネームバンド 165

の

ノンストレステスト (NST) 38

は

把握反射 171
バースプラン 17、50、81、156
バースレビュー 161
播種性血管内凝固症候群 (DIC) 138、141
破水 65、70、79

ひ

ビショップスコア 69
標準予防策 58

ふ

腹囲測定 27
腹部横径 (TTD) 45
腹部周囲長 (AC) 45
腹部前後径 (APTD) 45
フットポンプ 161
フリードマン曲線 61
フリーフロー酸素投与 197
プローブ 25、43
分娩
　——介助 58、98
　——監視装置 38、53、64、65、66、80、88、92、94、147
　——期の区分 50
　——時の身支度 57

　——進行を促す体位 77
　——セット 59
　——遷延 76
　——促進 52、80、86、150
　——の実際 117

へ

娩出力の方向 99

ほ

歩行中の観察とケア 85
母子健康手帳 78
母体急変時の対応 135、136
発作 87
哺乳 186
　——行動 182

ま

マックロバーツの体位 77
マッサージ 32、92

み

ミハエリス菱形窩 31

む

無痛分娩 143

も

モニタリングケア 117
モロー反射 171
問診 (入院時) 79
問診 (妊婦健診時) 15、16

や

ヤコビー線 31

ゆ

有効陣痛 63

よ

用手剥離法 126
羊水
　——インデックス (AFI) 法 46
　——過少 46、47
　——過多 27、46、47
　——塞栓症 141
　——ポケット (AFP) 法 47
　——量 18、46

ら

ラジアントウォーマー 157、193
ラッチオン 186
ラピッドレスポンスシステム (RRS) 135
卵膜 69、127、128

り

立位での観察とケア ·········· 82
リラキシン ················· 74

る

ルーチンケア ··············· 165
ルンバール ················· 158

れ

レオポルド触診法 ·········· 18、80

A

ABC ················· 137、141
ABCD ···················· 153
AC　→腹部周囲長
AFI　→羊水インデックス
AFP　→羊水ポケット
ALTE　→乳幼児突発性危急事態
APTD　→腹部前後径

B

BPD　→児頭大横径
Brandt-Andrews（ブラントアンド
リュース）胎盤圧出法 ·········· 126
Bromageスケール ··········· 151
BTB ··················· 70、79

C

CPAP ····················· 197
CPD　→児頭骨盤不均衡

D

De Leeのステーション法 ········ 68
DIC　→播種性血管内凝固症候群

E

EFW　→胎児推定体重

F

FL　→大腿骨長

H

HDP　→妊娠高血圧症候群

L

LDR ··················· 54、56

M

MVP　→最大羊水深度

N

NCPR　→新生児蘇生法
NRFS　→胎児機能不全
NRS ····················· 151
NST　→ノンストレステスト

O

OMI ····················· 137

P

PCAポンプ ················· 150
PPE　→個人防護用具

R

RRS
　→ラピッドレスポンスシステム

S

SI　→ショックインデックス
SIDS　→乳幼児突然死症候群
SSI　→手術部位感染
SUID ····················· 189
SUPC ····················· 189

T

TTD　→腹部横径

参考・引用文献

CHAPTER 1　妊婦に対する基本的な助産技術

1. 妊婦に対する診察技術

1) 青木康子, 加藤尚美, 平澤美惠子編：助産学大系第7巻 助産診断・技術学I. 第3版. 日本看護協会出版会, 2003.
2) 我部山キヨ子, 大石時子編：アセスメント力を磨く 助産師のためのフィジカルイグザミネーション 第2版. 医学書院, 2023.
3) 矢野忠：女性の健康とツボ療法. 一風社, 1992.
4) 加藤尚美監修：助産業務指針 第1版. 日本助産師会出版, 2010.
5) 中井章人：周産期看護マニュアル. 東京医学社, 2008.
6) 藤田八千代, 村山郁子, 田間恵實子, 我部山キヨ子編集：臨床助産婦必携 生命と文化をふまえた支援. 医学書院, 1999.

2. 助産師が行う超音波検査

1) 日本産科婦人科学会, 日本産婦人科医会：産婦人科診療ガイドライン 産科編 2023.
2) 福井トシ子, 井本寛子編：新版 助産師業務要覧 第4版 I基礎編 2024年版. 日本看護協会出版会, 2023.
3) 日本超音波医学会：超音波胎児計測の標準化と日本人の基準値. J Med Ultrasonics 30(3)：416-440, 2003.
4) 竹村秀雄編著：正常妊娠がよくわかる 新版 助産師外来で役立つ超音波検査ガイドブック. メディカ出版, 2018.
5) 我部山キヨ子, 大石時子編：アセスメント力を磨く 助産師のためのフィジカルイグザミネーション 第2版. 医学書院, 2023.
6) 佐々木くみ子編：助産師基礎教育テキスト 2024年版 第5巻 分娩期の診断とケア. 日本看護協会出版会, 2024.
7) 梁 栄治：助産師と研修医のための産科超音波検査 改訂第3版. 診断と治療社, 2021.

CHAPTER 2　分娩期の助産技術

1. 分娩期の環境と準備

1) 我部山キヨ子, 藤井知行編：助産学講座7 助産診断・技術学II[2]分娩期・産褥期 第6版. 医学書院, 2021.

2. 分娩進行の判断

1) 糠塚亜紀子, 渡邉竹美, 山下貴美子, 遠藤俊子：助産師が行う非侵襲的観察による分娩進行状態の予測 第1報—分娩第1期の準備期における進行期の判断—. 日本助産学会誌20(3)：116, 2007.
2) 渡邉竹美, 糠塚亜紀子, 山下貴美子, 遠藤俊子：助産師が行う非侵襲的観察による分娩進行状態の予測 第2報—分娩第1期の極期における進行期の判断—. 日本助産学会誌20(3)：117, 2007.
3) 荒木勤：最新産科学 正常編 改訂版第22版. 文光堂, 2008.
4) 日本産科婦人科学会, 日本産婦人科医会：産婦人科診療ガイドライン 産科編 2023.
5) 我部山キヨ子, 大石時子編：アセスメント力を磨く 助産師のためのフィジカルイグザミネーション 第2版. 医学書院, 2023.

3. 分娩進行の観察とケア

1) AI Kapandji著, 塩田悦仁訳：カパンディ 関節の生理学. III脊椎・体幹・頭部 原著第6版. 医歯薬出版株式会社, 2008.
2) 永井宏, 兼子和彦, 江口勝人：分娩体位と分娩管理. 金原出版, 2003.

4. 分娩体位別の介助法

1) 石川紀子, 中川有加編：THE分娩 ビジュアルで学ぶ生理学・助産診断・分娩介助のすべて. メディカ出版, 91-111, 2021.
2) 我部山キヨ子, 大石時子編：アセスメント力を磨く 助産師のためのフィジカルイグザミネーション 第2版. 医学書院, 2023.

5. 急速遂娩の介助

1) 日本産科婦人科学会, 日本産婦人科医会：産婦人科診療ガイドライン 産科編 2023. p.213-214.
2) 石川紀子, 中川有加編：THE分娩 ビジュアルで学ぶ生理学・助産診断・分娩介助のすべて. メディカ出版, p.186-189, 240-243, 244-249, 2021.

6. 胎盤娩出から分娩後の観察まで

1) 井上裕美ほか監修：病気がみえるvol.10 産科 第4版. メディックメディア, 2018.
2) 日本産科婦人科学会, 日本産婦人科医会：産婦人科診療ガイドライン 産科編 2023.
3) 青木康子, 加藤尚美, 平澤美惠子編：助産学大系 第3巻 妊娠・分娩の生理と病態. 第3版. 日本看護協会出版会, 2003.
4) 武谷雄二, 上妻志郎, 藤井知行, 大須賀穣監修：プリンシプル産科婦人科学2（産科編）第3版. メジカルビュー社, 2014.
5) 石川紀子, 中川有加編：THE分娩 ビジュアルで学ぶ生理学・助産診断・分娩介助のすべて. メディカ出版, p.117-122, 123-128, 2021.

7. 産科救急処置

1) 日本母体救命システム普及協議会, 京都産婦人科救急診療研究会編：J-CIMELS公認講習会ベーシックコーステキスト 産婦人科必修 母体急変時の初期対応 第3版. メディカ出版, 2-14, 16-24, 182-183, 250-256, 274-277, 280-285, 336-343, 2020.
2) 妊産婦死亡症例検討評価委員会, 日本産婦人科医会. 母体安全への提言2022. Vol.13, 45-56, 2023.
3) 日本産科婦人科学会, 日本産婦人科医会, 日本周産期・新生児医学会, 日本麻酔科学会, 日本輸血・細胞治療学会, 日本IVR学会：産科危機的出血への対応指針 2022.
4) 石川紀子, 中川有加編：THE分娩 ビジュアルで学ぶ生理学・助産診断・分娩介助のすべて. メディカ出版, 222-226,227-231,232-236, 2021.
5) 日本産科婦人科学会, 日本産婦人科医会：産婦人科診療ガイドライン 産科編 2023. p.271-274.
6) 日本産科婦人科学会, 日本産婦人科医会：産婦人科診療ガイドライン 産科編 2023. p.267-270.
7) 日本産科婦人科学会, 日本産婦人科医会：産婦人科診療ガイドライン 産科編 2023. p.295-297.
8) 日本産科婦人科学会, 日本産婦人科医会：産婦人科診療ガイドライン 産科編 2023. p.173-175.
9) 日本産科婦人科学会, 日本産婦人科医会：産婦人科診療ガイドライン 産科編 2023. p.185-188.
10) 壹岐聖子監修：写真でわかる 臨床輸血の看護 アドバンス. インターメディカ, 2023.
11) 公益社団法人日本産婦人科医会ホームページ：研修ノート No.103 産科異常出血への対応. https://www.jaog.or.jp/notes/note10548/（2024年12月閲覧）
12) 石川紀子, 中川有加編：THE分娩 ビジュアルで学ぶ生理学・助産診断・分娩介助のすべて. メディカ出版, p.222-226, 2021.

8. 硬膜外麻酔分娩

1) 松田秀雄：無痛分娩 産科施設の立場から～日本産婦人科医会施設情報からの解析～. https://www.jaog.or.jp/wp/wp-content/uploads/2023/09/e553496982d83ca62076fb6974c445b2.pdf （2024年12月閲覧）
2) 平成29年度厚生労働行政推進調査事業費補助金（厚生労働科学特別研究事業）「無痛分娩の実態把握及び安全管理体制の構築についての研究」（研究代表者 海野信也）「無痛分娩の安全な提供体制の構築に関する提言」https://www.mhlw.go.jp/content/10800000/000898786.pdf（2024年12月閲覧）
3) 石川紀子, 中川有加編：THE分娩 ビジュアルで学ぶ生理学・助産診断・分娩介助のすべて. メディカ出版, 2021.

9. 帝王切開分娩

1) 小林康江編：助産師基礎教育テキスト 2022年版 第7巻 ハイリスク妊産褥婦・新生児へのケア. 日本看護協会出版会, p.74-75, 2022.
2) 石川紀子, 中川有加編：THE分娩 ビジュアルで学ぶ生理学・助産診断・分娩介助のすべて. 第6章 帝王切開術, メディカ出版, 2021.

CHAPTER 3　出生直後の新生児の助産技術

1. 出生直後の新生児の観察

1) 日本産科婦人科学会, 日本産婦人科医会：産婦人科診療ガイドライン 産科編 2023. p.367.
2) 日本新生児成育医学会, 日本小児循環器学会, 日本小児科学会, 日本周産期・新生児医学会, 日本産科婦人科学会, 日本助産学会, 日本助産師会, 賛同団体：日本産婦人科医会：パルスオキシメータを使用した重症先天性心疾患の出生後スクリーニング標準プロトコールの提案. 2023.
3) 日本産科婦人科学会, 日本産婦人科医会：産婦人科診療ガイドライン 産科編 2023. p.364.
4) 横尾京子編：助産師基礎教育テキスト 第6巻 産褥期のケア／新生児期・乳児期のケア. 日本看護協会出版会, 2009.
5) 我部山キヨ子, 大石時子編：アセスメント力を磨く 助産師のためのフィジカルイグザミネーション 第2版. 医学書院, 2023.
6) 石井邦子, 廣間武彦編：助産学講座 8 助産診断・技術学II[3]新生児期・乳幼児期 第6版. 医学書院, 2021.

2. 早期母子接触・早期授乳

1) Christensson K, et al. : Separation distress call in the human neonate in the absence of maternal body contact. Acta Paediatr. 84(5) : 468-473, 1995.
2) Gray L, et al.: Skin-to-skin contact is analgesic in healthy newborns. Pediatrics. 105(1) : e14, 2000.
3) Uvnäs-Moberg K, et al.: Plasma cholecystokinin concentrations after breast feeding in healthy 4 day old infants. Arch Dis Child. 68: 46-48, 1993.
4) Ferber SG, et al.: The effect of skin-to-skin contact (kangaroo care) shortly after birth on the neurobehavioral responses of the term newborn: a randomized, controlled trial. Pediatrics. 113(4) : 858-865, 2004.
5) Yoshio H, et al.: First line of defense in early human life. Semin Perinatol. 28(4) : 304-311, 2004.
6) Saxton A, et al.: Effects of skin-to-skin contact and breastfeeding at birth on the incidence of PPH: A physiologically based theory. Women Birth. 27(4) : 250-253, 2014.
7) Berens P, et al.: ABM Clinical Protocol #20: Engorgement, Revised 2016. Breastfeed Med. 11(4) : 159-163, 2016.
8) Anderson GC, et al.: Early skin-to-skin contact for mothers and their healthy newborn infants. Cochrane Database Syst Rev(2) : CD003519, 2003.
9) UNICEF/WHO：赤ちゃんとお母さんにやさしい 母乳育児支援ガイド ベーシック・コース「母乳育児成功のための10ヵ条」の実践. 医学書院. 2009.
10) 日本周産期・新生児医学会：「早期母子接触」実施の留意点. p.1-2, 2012.
http://www.jspnm.jp/uploads/files/guidelines/sbsv13_10.pdf（2024年12月閲覧）
11) 日本周産期・新生児医学会：「早期母子接触」実施の留意点. p.5-6, 2012.
http://www.jspnm.jp/uploads/files/guidelines/sbsv13_10.pdf（2024年12月閲覧）
12) 「授乳・離乳の支援ガイド」改定に関する研究会：授乳・離乳の支援ガイド. 2019.
https://www.mhlw.go.jp/content/11908000/000496257.pdf（2024年12月閲覧）
13) NPO法人日本ラクテーション・コンサルタント協会：母乳育児支援スタンダード 第2版. 医学書院, p.151, 2015.
14) 日本周産期・新生児医学会：「早期母子接触」実施の留意点. p.1-7, 2012.
http://www.jspnm.jp/uploads/files/guidelines/sbsv13_10.pdf（2024年12月閲覧）
15) Moore, ER. et al.: Early skin-to-skin contact for mothers and their healthy newborn infants. Cochrane Database Syst Rev. 11(11). 2016. CD003519.
16) 日本医療機能評価機構リーフレット：産科医療補償制度　再発防止委員会からの提言「出生後早期の新生児管理について」.
17) 日本周産期・新生児医学会：「早期母子接触」実施の留意点. 2012.
18) Tokuo Miyazawa, et al.: Unsupervised breastfeeding was related to sudden unexpected postnatal collapse during early skin-to-skin contact in cerebral palsy cases. Acta Paediatr. 109(6): 1154-1161, 2020.
19) 宮沢篤生：早期母子接触とSUPC（sudden unexpected postnatal collapse）. 小児内科Vol.55(11)：1755-1759, 2023.

3. 新生児の蘇生法

1) 細野茂春監修：日本版救急蘇生ガイドライン2020に基づく新生児蘇生法テキスト 第4版. メジカルビュー社, 2021.
2) 日本産科婦人科学会, 日本産婦人科医会：産婦人科診療ガイドライン 産科編 2023.

新訂第2版

写真でわかる

助産技術 アドバンス

妊産婦の主体性を大切にしたケア、
安全で母子に優しい助産のわざ

2021年2月20日　初版 第1刷発行
2025年2月20日　第2版 第1刷発行

[監　修]　中根 直子／馬目 裕子
[医学監修]　宮内 彰人
[発行人]　赤土 正明
[発行所]　株式会社インターメディカ
　　　　　〒102-0072
　　　　　東京都千代田区飯田橋2-14-2
　　　　　TEL. 03-3234-9559
　　　　　FAX. 03-3239-3066
　　　　　URL. https://www.intermedica.co.jp
[印　刷]　TOPPANクロレ株式会社
[デザイン・DTP]　株式会社ダグハウス

ISBN978-4-89996-489-6
定価はカバーに表示してあります。

本書の内容（本文、図表、写真、イラストなど）を、当社および著作権者の許可なく無断複製する行為（複写、スキャン、デジタルデータ化、翻訳、データベースへの入力、インターネットへの掲載など）は、「私的使用のための複製」などの著作権法上の例外を除き、禁じられています。病院や施設などにおいて、業務上使用する目的で上記の行為を行うことは、その使用範囲が内部に限定されることであっても、「私的使用」の範囲に含まれず、違法です。また、本書を代行業者などの第三者に依頼して上記の行為を行うことは、個人や家庭内での利用であっても一切認められておりません。